U0070676

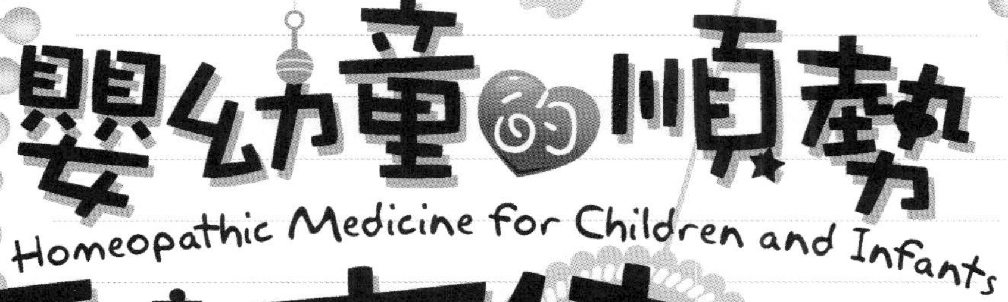
嬰幼童的順勢

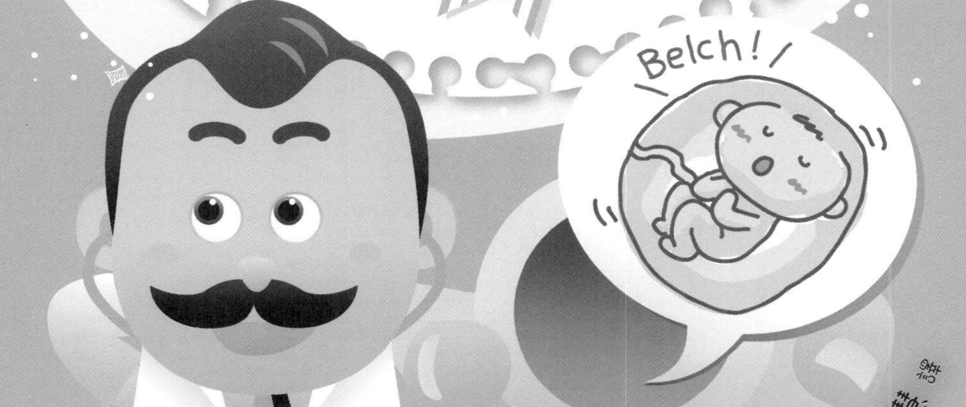
Homeopathic Medicine for Children and Infants
醫療守護

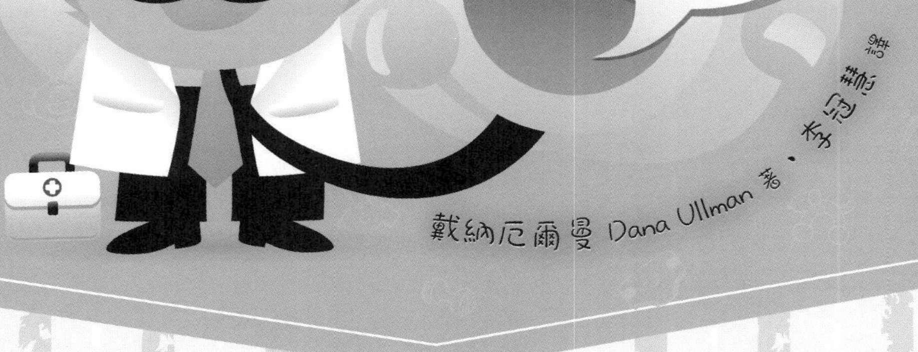
Belch!
戴納厄爾曼 Dana Ullman 著．李冠慧 譯

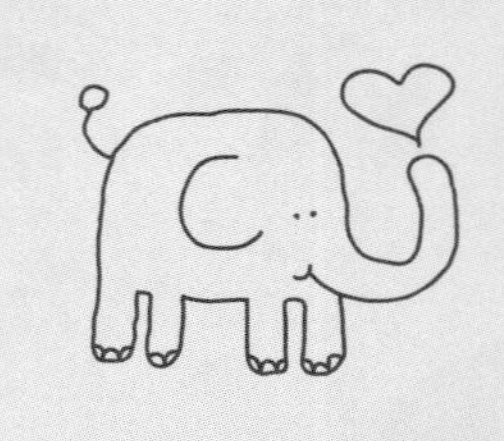

本書獻給那些鼓勵**家庭醫師研究**和

使用**順勢醫學**的父母們——

若你們的家庭醫師**還沒有**聽過順勢醫學

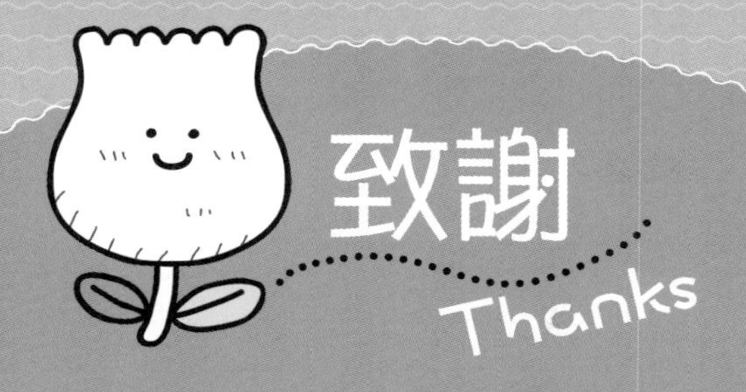

要完成這本書必須借重兩百年前順勢醫師的智慧與經驗，他們為這個自然醫學建立了穩固的基礎。我非常感謝每一位對這項藝術與科學有所貢獻的先生與女士。

許多順勢醫師都審閱了這本書，在此，我要特別感謝：Randall Neustaedter O.M.D.、Michael Carlston M.D.、Ted Chapman M.D.、Jacqueline Wilson M.D.、Paul Herscu N.D.、Michael Schmidt D.C.、Louis Klein R.S.Hom.、Peggy Chipkin F.N.P.、Janet Zand N.D. C.A.、Stephen Messer N.D.、還有Julian Winston，每一位都提供了非常重要的資訊整合在這本書裡。

此書的內容包含外用順勢製劑的使用，關於每一類型的外用藥是如何做成的，需要更詳盡的資訊，這些資訊來自許多順勢藥師，包括：Michael Quinn R.Ph.、Mark Phillips、Sabine Hockenjos-Zogg、Forrest Murphy還有Ron Ingino。

此書的完成還需要對兒科文獻謹慎的回顧，Tom Carlston醫師和Richard Solomon醫師在這方面有重要的貢獻，在此，我要向他們致謝。

特別感謝我的編輯Donna Zerner，讓我的文字賦予意義。她不只負責編輯此書，同時也幫助我將文字寫得更清楚詳盡、搭起與讀者心靈間的橋樑。

最要感謝的是我的專屬兒科醫師——我的父親Sanford Ullman醫師。他除了是一個慈祥的父親，也給了我第一個順勢藥箱——鼓勵內在的那個我自我療癒。雖然小時候哥哥經常用玩具樂器打我，我的父親總是教我如何使用藥箱裡的小糖球來緩解疼痛。

不用說，我從那時開始就使用小糖球，一直持續到現在。

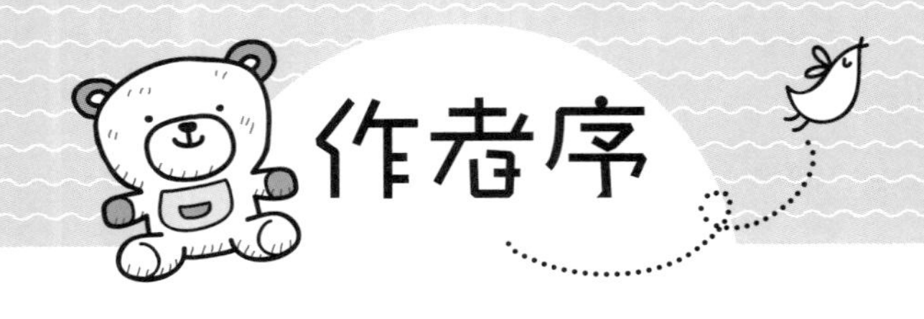

作者序

許多父母認為，順勢療法對他們及小孩來說，是天賜的禮物。順勢製劑能很快且有效地治療嬰幼兒長牙的不適或急性腹痛，讓暴躁不安的小孩變回咯咯而笑的天使。順勢製劑也能減緩小孩耳朵的疼痛及不舒服，大大減少抗生素的使用及放置耳管的需求；也能強化孩子的免疫力，減少在學校裡被其他小朋友傳染感冒的機會。對過動的小孩來說，順勢製劑也能很快幫助他們從坐立不安中平靜下來。

順勢製劑不僅能幫助緩解小孩常見的急性症狀，也能預防慢性病的復發，同時能治療身體上的病痛及情緒的沮喪。本書的目的就在於幫助您深入理解順勢療法的價值及益處。

給我們的孩子和我們自己

愈來愈多父母對一般西藥產生的副作用感到疑慮，特別是在嬰幼兒的治療上。加州柏克萊的艾略特夫婦，就是其中之一。他們會找小兒科醫師為他們的嬰兒伊莉莎白作一般的健康檢查，也會在孩子有潛在危險症狀時尋求小兒科醫師的診斷，可是他們認為最好的治療還是從家裡開始。當伊莉莎白感冒發燒、咳嗽或是耳朵痛時，與其每一次急著帶她衝去找小兒科醫師診治，還不如他們自己用順勢製劑來治療她。

雖然順勢療法對他們來說是新的事物，但他們已經可以很順利地使用這些天然的藥物治療一般小兒科疾患。在伊莉莎白四個月大的時候，他們第一次使用順勢療法。那時伊莉莎白腹部絞痛，而且哭得很厲害，雖然他們把她抱起來輕搖她，稍微緩解了她的不舒服，不過如果把她放回嬰兒床，又會開始嚎啕大哭。幾個小時以後，連抱著搖她都沒有幫助，她還是一直不斷的哭泣。

幸好艾略特夫婦想起在伊莉莎白出生時，眾多親友贈送的禮物中有一本順勢療法的書，他們立刻翻到小兒急性腹部絞痛的章節，從他們的順勢製劑

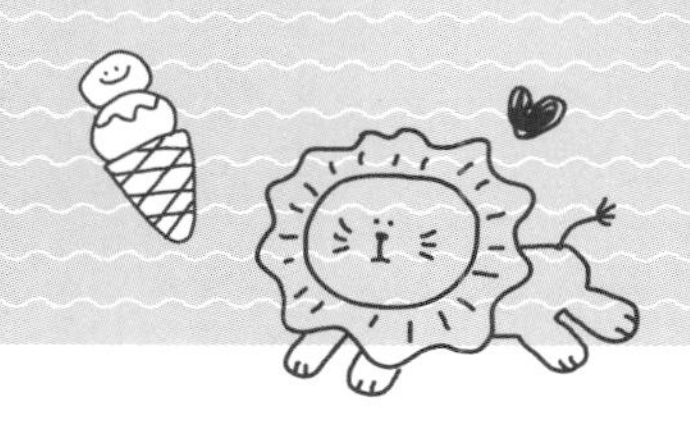

藥箱內拿出洋甘菊（Chamomilla）30c的糖球，用兩根湯匙壓碎成較小的顆粒，讓伊莉莎白能較方便含在舌下。幾分鐘以後，伊莉莎白安靜下來並且睡著了，等她醒來，絞痛已經好了。

這聽起來像是神奇的魔法，但在順勢療法卻是再平常不過的事情。當然，並不會每次都有這種戲劇性的順利。順勢療法像其他治療方式一樣，有它的侷限性，但世界上數以百萬計的人們仍然認為它是有效且安全的治療。

事實上在歐洲，順勢製劑基於某些理由而享有很高的聲譽，不僅是另類療法而已。第一，英國王室自1830年起，均使用順勢療法的照護。第二，歐洲的醫藥組織並不抵制順勢製劑，這點與美國不同。第三，已有令人信服的研究成果論文發表在歐洲醫學及科學的期刊上。

三分之一的法國人會使用順勢製劑，而百分之三十二的法國家醫科醫生會開立順勢製劑的處方，五分之一的德國醫生會使用順勢製劑，百分之四十二的英國醫生會建議病人去找順勢醫生，百分之四十五的荷蘭醫生認為順勢製劑是有效的。如果這些數據還不夠讓您印象深刻，根據英國最新的一份市場調查，歐洲另類及整合醫療產業，包括順勢療法，在1980年代快速的擴充，僅次於電腦，成為成長第二快的產業。〔「整合醫療（Complementary medicine）」由英國查爾斯王子最先提出，他強調另類療法不僅是替代性治療，而是對其他醫療照護有相輔相成的效果。〕

在英國，許多使用順勢療法成長的人們，當他們成為父母時，也會讓他們的小孩使用順勢治療，住在倫敦的泰瑞和黛安林登夫婦是其中之一。他們的三個小孩（5歲、11歲及15歲）在成長過程中都使用順勢療法，其中兩位從未使用過一般西藥，另外一位則在某些時候使用過幾次。

泰瑞和黛安注意到他們朋友的小孩中，使用一般西藥的人，其症狀會一再重覆發生，用來治療喉嚨痛或中耳炎的抗生素也一而再再而三的使用。泰瑞和黛安不禁質疑一般西藥的療效，能真正治癒疾病？或只是針對症狀治療而已？

如同其他小孩一樣，林登夫婦的小孩偶而也會生病，但是在順勢製劑的幫助下，他們都能很快恢復健康，且相同疾病不會重覆發生。林登夫婦更進一步教導兩個較大的小孩如何使用順勢製劑來治療一般常見病或外傷。藉由教導孩子如何使用順勢製劑來照顧他們自己的過程中，同時也賦予孩子們的身體進行自我療癒的能力。

因為嬰幼兒的身體尚在發育中，其神經系統才要開始整合內分泌、免疫及其他不同的系統，因此使用較安全且天然的藥物（例如順勢製劑）治療就顯得特別重要。雖然人類這個有機體相當有彈性，但在嬰兒期卻是非常脆弱的。

雖然順勢製劑的來源是有毒物質，但經過多次的稀釋之後，即使吞下一整瓶的糖球，他們並不會攝取到足夠有害身體的劑量。因此，許多父母相信順勢製劑對嬰幼兒來說是安全無虞的。

為了能讓嬰幼兒服用順勢製劑，可以用兩根乾淨的湯匙壓碎這些小糖球，將粉末放入小孩口中，因為順勢製劑添加了少量的乳糖及蔗糖，吃起來甜甜的，多數小孩子會很喜歡。（雖然大部分的父母會嚴格限制小孩子吃糖，但順勢製劑的糖分非常少，即使對糖尿病的小孩也不會有影響。）

需求安全的另類療法

父母對孩子在飲食、安全及衛生上的關心，有時是超過自己本身的；即使是孩子小小的不舒服，他們也會傾向去尋求更有品質的醫療照護。但不幸地，碰到狀況時，父母的關心往往會轉變成焦慮及害怕，以至於無法在家進行建設性的處理。當孩子一有狀況時，即使只是微恙，許多父母通常會立刻帶他們去看醫生，希望醫生能馬上解決他們的問題。

不可否認一般醫生所提供的醫療服務有其價值，但許多醫師往往開立太

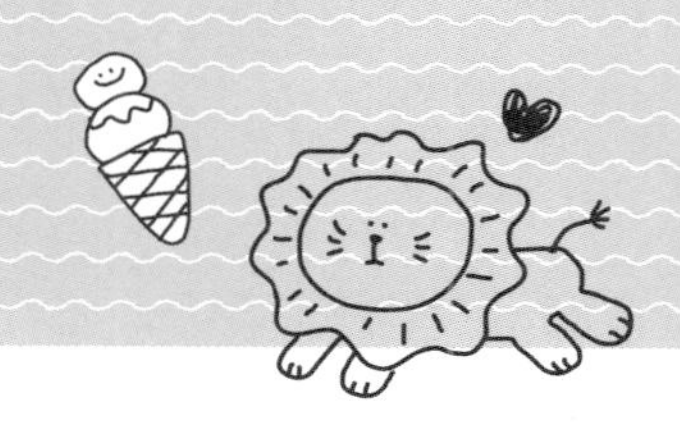

強效的藥物，而不去嘗試使用更安全且自然的治療方式。殺雞焉用牛刀，應該把強效藥物留到更嚴重的情況時使用，才能確保其效果。

著名的藥學專家也是《大家的藥理學》一書的作者葛蘭登博士，警告父母及醫師在開立嬰幼兒的藥物處方時要特別小心：「他們尚未發展成熟的器官系統在代謝藥物上，與長大後代謝藥物的方式完全不同，輕者會引起不舒服的反應，重者則可致死。」

大部分藥物對嬰幼兒及孩童的短期影響通常不得而知，而長期會造成何種效果更令人擔心。美國聯邦政府的審計局在1990年調查報告中審核美國聯邦食品藥物管制局（FDA）於1976到1985年間核准上市的198種新藥，檢查結果發現超過一半以上的藥物會引發嚴重的副作用，但在一開始未被檢出，而是在廣泛使用的數年後才被檢查出來。這份報告也顯示由FDA核准給孩童使用的這些藥所引起的副作用是大人用藥的幾乎兩倍。最嚴重的副作用包括心衰竭、過敏性休克、痙攣、肝腎衰竭、嚴重血液病、先天缺陷、眼盲甚至死亡。這些副作用的嚴重度足以讓家長們膽顫心驚，希望家長與醫生們能藉此了解使用一般西藥更要謹慎小心。

大多數的人們並不知道許多西藥並未在孩童身上測試過，孩童用藥的安全性與效度也尚未建立；在估算劑量與預測副作用時，把孩子當成小大人的方式去計算是不合適的。

醫生若一次開立超過一種藥物的處方時，風險也隨之提高。調查顯示15歲以下的孩子去看醫生，有超過百分之二十的處方都是含有兩種或兩種以上的用藥。許多藥的類型在單一開立的時候相對安全，但是與其他藥一起使用的時候危險度就增加。這些藥，尤其是一次兩種或兩種以上的藥，長期給嬰兒使用，其長遠的影響仍舊未明。

這種開立過多用藥的處方，有時是因為對近期研究知識不足的緣故，有時是因為醫生覺得必須對患者開立一些用藥才行。醫生通常假設這些用藥，即使不確定是否真的有效，至少也提供一些安慰劑作用。有鑒於幾乎每一種藥都有潛在的副作用，所以似乎使用更溫和的安慰劑或是更安全的用藥——如順勢製劑，才是睿智的抉擇。

孩子通常會拒絕使用西藥，也許他們正試著告訴我們一些事情，也許他們知道一些連家長和醫生們都不知道的事。（使用順勢療法的獸醫觀察到一件有趣的事情，就是用順勢製劑的動物們比用一般西藥的動物看起來較不易害怕。）

不管孩子知道或是感覺到順勢製劑對他們有益與否，安全用藥是他們應得的！該是家長和醫師尋求安全、自然和有效用藥以取代有潛在危險性西藥的時刻了，而順勢製劑就是其中的一個選擇。

如何使用此書

這本書的第一章呈現的是順勢療法的概念：順勢療法是什麼？如何作用？順勢療法與一般醫學的相似與不同處，也談及了順勢療法的侷限性。第二章帶給讀者的是順勢療法的基本原則，和如何使用順勢製劑以達到最大的效用；教您如何問關鍵的問題以找到正確的順勢製劑、如何決定最佳的勢能與劑量、服用順勢製劑的時候該避免什麼和如何保管順勢製劑。

第三章〈孩子的常見病〉可能會是您在本書最常查閱的一章，病症按照首寫字母排序，並列出在治療上最常使用的順勢製劑。為了找出最適合您小孩病症的藥，您必須閱讀相關順勢製劑的描述，以找出最接近您孩子獨特症狀的處方。

第四章〈重要的順勢製劑〉呈現的是常用順勢製劑的資訊；包括它們的類別、來源及它們所能治療的身體和心理症狀，可幫助您正確地選擇用藥。當您在查閱第三章後，仍對選擇用藥上有所猶豫，請挑出最適合您孩子症狀描述的二至四個製劑，然後查閱第四章關於這些製劑的更進一步資訊。（並

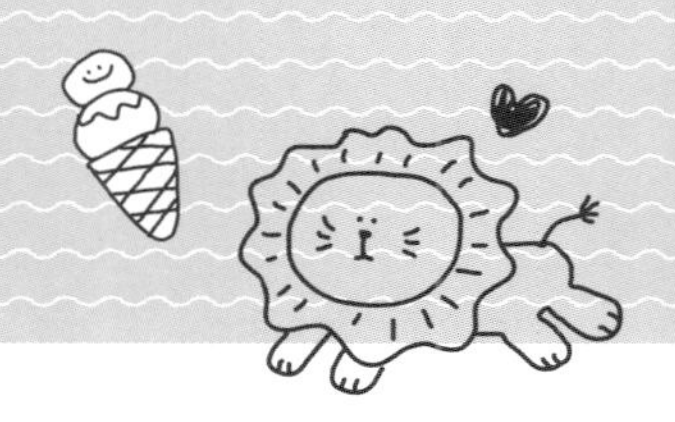

非每一個列在第三章的用藥都會在第四章有更進一步的描述；第四章只包含了最常使用的製劑；關於未被包含在此章節的順勢製劑，如果想得到更多資訊，請參考藥典。）

第五章〈市售的順勢療法藥品〉對於能在有機商店或是藥局買到的常用順勢製劑進行描述；包含市面上許多複方製劑的概論與這些產品的優缺點。

第五章也包含了外用順勢製劑的描述。大多數的順勢製劑是內服，因為從內在的刺激療癒最佳。然而，對於切割傷、摩擦傷、燒燙傷、昆蟲叮咬傷、拉傷和扭傷則有許多不同種類的外用藥可使用。不管是酊劑、軟膏、凝膠、乳液或是乳霜，每一種外用劑型都有其優缺點。此章節將有助於您選擇最適合治療您孩子傷口的外用藥劑型。

附錄是對順勢療法研究簡短的回顧。不只正在使用順勢療法的人對這些研究感興趣，也可能引起其他對順勢療法心存懷疑的朋友、家庭成員和醫療人員的興趣。

我希望能藉由這本書刺激讀者進一步探討順勢療法，並鼓勵讀者在家使用順勢製劑。

專業順勢醫師的幫助

此書描述的順勢製劑主要針對大多數急性病或是短期生病有所幫助，譬如：可以幫助減輕您孩子的喉嚨痛、感冒、過敏、頭痛和失眠問題。但是，如果孩子這些病症反覆發作，我強力建議您尋求專業順勢醫師的幫助，以治癒隱藏在症狀底下的慢性病症。

治療慢性病通常需要順勢體質治療，在仔細分析孩子的家族性遺傳、疾病史和身體、情緒、心理症狀後，專業的順勢醫師才能開立深層治癒慢性病的個別化處方。雖然體質治療不總是能治癒慢性病，但是至少能減輕孩子不舒服的強度與嚴重度。

此書無法教您治療孩子所經歷的每一種病症，有一些嚴重的健康問題需要醫生才能處理。例如：肺炎、癲癇和糖尿病，當許多嚴重的情況發生時，順勢製劑可給予正向幫助，但要治療這些病症，則需要了解更多的順勢療法與病理學的資訊才可以處理，這已超出此書的範疇；這些情況需要經過順勢療法專業訓練的醫師治療。

此書對於治療孩子常見的皮膚問題所提供的資訊並不多，順勢醫師認為皮膚症狀是因為內在問題的影響，需要進行深層體質治療。有許多順勢製劑能有效的治療這些狀況，但對於未經過順勢療法專業訓練的人們而言，要選擇正確的順勢製劑是相當困難的。這本書談論的皮膚問題包括尿布疹、膿痂疹和皰疹，為何特別提到這三者？因為這三種病症有其特別的順勢製劑能提供有效治療。雖然處理這些皮膚問題的急性症狀相對簡單，但是長期治療上還是需要進行體質治療。

儘管順勢製劑作用強大，但是不能忽略健康生活的基本原則；也就是會影響孩子健康的飲食、運動、衛生、環境問題和心理因素。妥善的照顧和關注這些因素的影響可預防並治療疾病。順勢製劑應該作為健康生活的輔助品；雖然順勢療法不是守護孩子健康的唯一方法，但它卻是療癒過程中至關重要的藝術與科學。

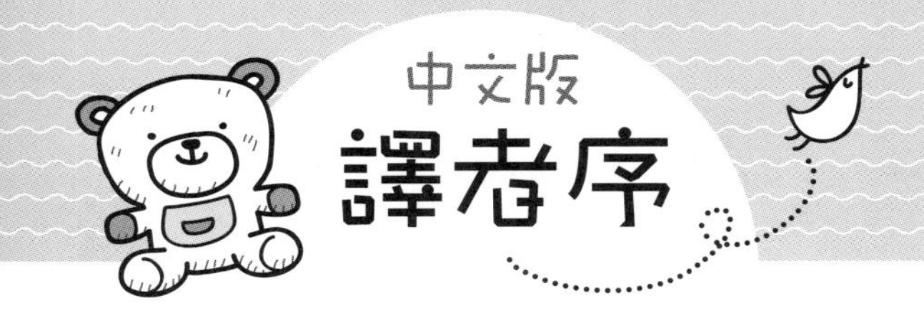

會接觸順勢醫療，是由於我母親鄭素珠醫師的緣故。作為一個家醫科與小兒科醫師，她總是致力於尋找自然又有效的方式來幫助病人，盡量能不開藥就不開，減少身體代謝這些藥物的負擔。我自己從小就不是個愛吃藥的人，覺得藥苦，每次生病總是拖拖拉拉讓病自己好。後來自己學醫，發現幾乎每一種藥都有副作用，如果這些副作用讓病人感到極不舒服，就得用另一個藥物在來抑制它，這樣一來，用藥量就會增加；很多病人錯誤的觀念認為用藥越多，才能更全面地治療到身體這些症狀；會開這麼多藥給我的醫生才是真正關心我的醫生。其實，很多人都是心理作用在作祟，拿藥拿心安的，並不會照著吃。長久下來，不僅浪費了醫療資源，對自身健康也不利。

從自己懷孕、生產、當了媽媽後，對用藥更是注意。如果生病時吃的藥能治療症狀，同時又可以刺激身體的自癒力，又不會對胎兒造成影響，豈不理想？而順勢就是這樣的好東西，小小的糖球，大大的作用！陪我度過了孕吐期、後期下墜感和全身腫脹的不適，也平撫我對生產的恐懼，並加速產後傷口的癒合與身體的復原。孩子出生後，它更是我守護孩子健康的法寶。不管從預防醫學或是症狀治療的角度來看，順勢醫學都有其發揮的舞台。它的作用溫和，且糖球具有甜味，孩子接受度高，非常值得作為一般家庭的常備。許多簡單的病症若能在非常初期就在家裡處理的話，不止可以減少送醫就診的機會、降低二次感染的可能性，同時也能為父母省下不少往來奔波的時間與精力。

但是，這麼好的東西，還是要用得對才會有效。如何能讓普羅大眾正確地使用順勢療法，是翻譯這本書的初衷。Ullman本人曾在2011年造訪台灣，帶來了他的著作，他是順勢的推廣大使，在美國，他的書更是順勢愛好者絕佳的入門書。基於順勢的學派眾多，使用的方法與觀念有些許差異，對此，我則是忠於原著，盡量原汁原味地將他生動的敘述，轉成大家能接受的文字。

這本書名雖是《嬰幼童的順勢醫療守護》，對象不是只有針對孩子而寫，大人若出現相同的症狀也可適用，是相當好的一本順勢工具書。

在現代這個抗生素濫用的時代中，有越來越多菌種都出現了抗藥性，傳統壓抑症狀的治療方式會使得身體免疫力越來越差；到最後，只能不斷地研發更強的藥物，來對抗更強的菌種。許多另類療法都在鼓吹身體的自癒力，刺激身體內在的力量去恢復健康，讓很多人開始意識到這個觀念的重要性。希望藉由這本書的出版，能讓更多朋友認識順勢，並開始正確地使用它，好好善待自己的身體，喚醒內在的自癒力。

最後，要感謝我的母親與先生，在我懷孕後期和小孩剛出生的這段時間，不斷地鼓勵和支持我翻譯、給我不少專業的建議，特別是我的母親花費不少精力在審稿，另外，還有梅小姐不辭辛勞的幫忙校稿，讓這本書更加完美。想讓周遭的人都接納順勢療法，不是一朝一夕就可達成的事情，但如果能先從自己作起，讓順勢自然而然成為生活的一部分，久而久之，周圍的人在耳濡目染下，也會開始行動的！好的東西需要大家推廣，希望有更多人加入順勢療法的行列！

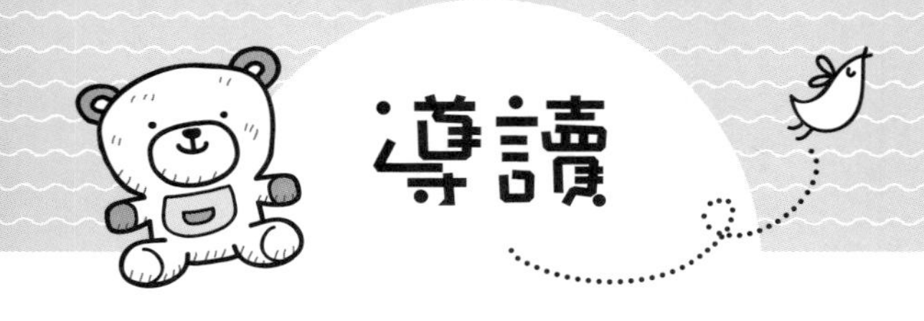

在美國有越來越多的家庭開始使用順勢療法，他們發現這個有兩百年歷史、國際認可的療癒方法是安全、有效且自然的。順勢療法能成功引進美國，戴納厄爾曼功不可沒。他的第一本書，與Stephen Cummings醫師共同著作的《大家的順勢製劑手冊》（*Everybody's Guide to Homeopathic Medicines*），是此類書籍一個重要的里程碑。我將它推薦給我病人的家長，作為了解順勢治療一般概念不可或缺的入門書。

現在，我有幸推薦本書——《嬰幼童的順勢醫療守護》，作為第二本家庭必備書，特別針對兒童患者。厄爾曼再一次用他卓越的寫作能力，以最淺顯易懂、引人入勝的方法幫助家庭瞭解順勢療法的概念與本質。

傳統的兒科在處理許多嚴重的情況下，能提供有效的治療；但是，如同家長們所知道的，往往也存在著侷限性。特別在小兒急症照護最能顯現這些侷限性，在這些急症當中，有超過百分之九十是屬於病毒感染。您可曾注意到您的小兒科醫師在確診是病毒感染後出現猶豫？這個猶豫代表了用藥上別無選擇。抗生素並不能有效處理上呼吸道感染、流行性感冒或是腸胃炎。您可以在藥局買到各式各樣的成藥，但大多數都有副作用，而且只會壓抑症狀而非治癒您的孩子。當小孩發燒時，您可以給Tylenol（普拿疼），但是用普拿疼來壓制發燒，已經證實會損害免疫系統對病毒感染的反應。當小孩咳嗽時，您可以給Robitussin（咳嗽藥水），但是咳嗽有助於肺部清除廢物。鼻水會帶走數以萬計的感染性病毒。嘔吐和腹瀉會淨化受疾病影響的系統。（當然，最大的副作用就是因為您對孩子藥費的支出成就了藥廠的財富）。因此如果您的小兒科醫師在別無選擇的情況下，毫不猶豫開立這些處方——或許他應該感到猶豫。不只對病毒感染如此，順勢療法對很多其他的情況都有幫助。

面對疾病時，家庭成員需要多元選擇，而順勢療法就是絕佳的選擇：因為順勢製劑是安全的，沒有副作用或是過敏反應，而且花費不高，也因為糖球有甜味容易被接受。綜上所述，順勢製劑的作用是治癒性而非壓抑性的，能夠強化孩子的免疫力，而非阻撓身體對疾病的反應。這種強化作用只是其中一小項優點。在順勢療法中，製劑大都取材自極微量的天然物質，這樣就足以使您的孩子戰勝病魔。之後，這種溫和的方法可不斷刺激孩子的自癒力，以達到痊癒。有些固執的科學家對這種微劑量的藥品心存懷疑，他們說，這是安慰劑作用！但是對於小小孩，他們並不懂什麼安慰劑作用。身為一個無偏見但仍有懷疑的小兒科醫師，我確實見證過順勢療法對嬰兒的作用是持續且有效的。也有越來越多的科學研究證實這樣的臨床案例。在本書的第一章，厄爾曼解釋了為什麼順勢療法是合理的，並描述是藝術也是科學的順勢療法其主要的原則。

順勢療法是否聽起來太過完美而不像是真的？其實，訣竅只有一個，找出正確的用藥。順勢療法就像鑰匙和鎖孔的關係，鑰匙很多，鎖很少；而製劑就如同鑰匙一般，必須適合鎖孔，否則將不得其門而入，無法產生療效。所以這也是為什麼這本書出版的原因，可以作為您找出正確順勢製劑的個人指南。

有別於對抗療法，藥品並非依照疾病來分類（如：中耳炎或是支氣管肺炎），而是根據症狀群。這些症狀是您孩子獨有的！例如：當流感病毒在家中肆虐時，每個人得到流行性感冒所呈現的症狀都不同：一個可能會發冷而且躁動不安；另一個則是全身疼痛，只想躺著休息。順勢療法的關鍵就是找出一個符合症狀描述的最佳製劑。第二章幫助您定向於一些可能的製劑，然後從中選出最合適的那一個。第三章描述每一項製劑常用的適應症。若您的孩子出現流感樣症狀，您可以查閱「流行性感冒」這一部分，找出用來治療感冒的常用製劑。順勢製劑能治療的症狀與您孩子出現的症狀如果相符，賓果！恭喜您選對藥了！

在第四章，對於順勢製劑提供豐富的資訊，包含每一個藥獨特的性格、脾氣與所能治療的症狀。最後，厄爾曼對常見疾患提供了複方藥品的資訊，並列出進一步探究順勢療法的資源。

對順勢療法了解越多，越覺得其博大精深。這本書闡述的是順勢療法對常見病與急症的處理，並非用於治療慢性病問題（體質治療）。對於長期存在的問題，您應該尋求順勢醫師的幫助以治療孩子的體質！

簡單介紹戴納厄爾曼的這本書，希望我已經描述到為何順勢療法對孩子是自然無害的，它作用溫和且相當有效，對孩子是如此的合適，不管家長或是兒科醫師都無須猶豫去使用它！

Richard Solomon 醫師
賓州醫學院兒科助理教授

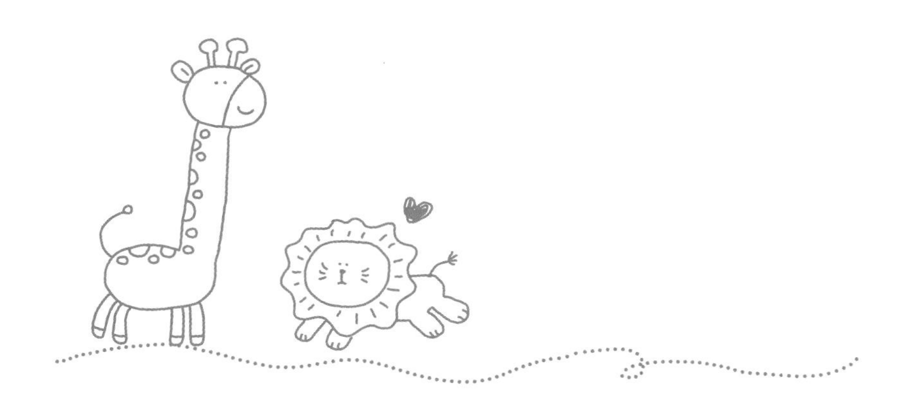

Contents 目錄

Chapter 1 順勢療法是合理的

如何使用順勢製劑

孩子的常見病

Chapter 3

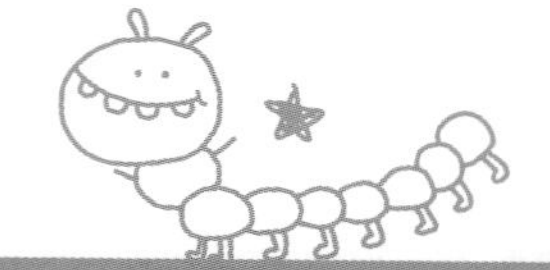

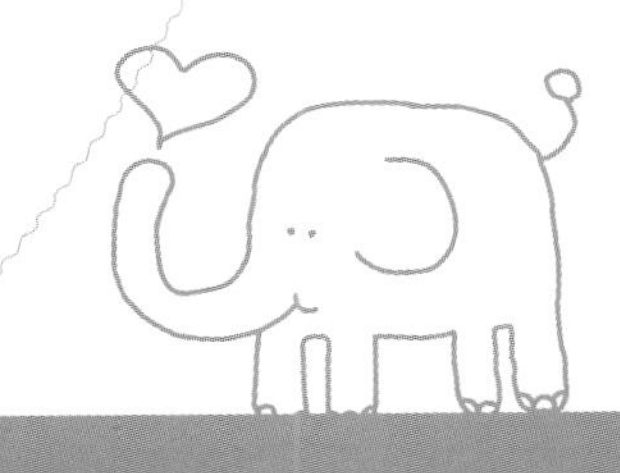

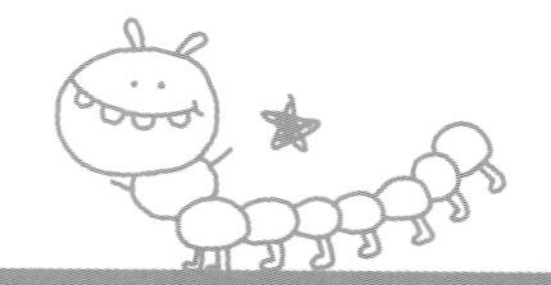

Chapter 4

重要的順勢製劑

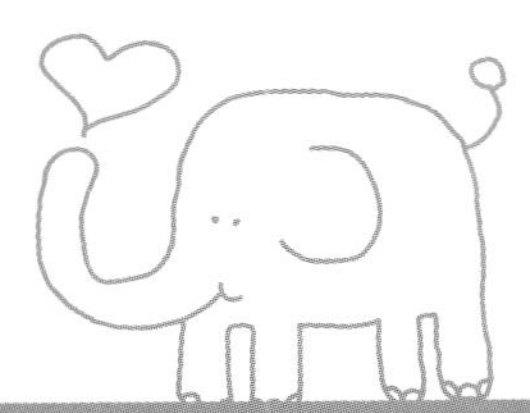

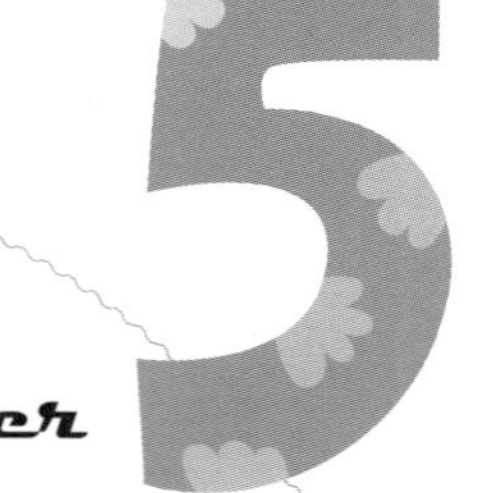

Chapter 5 市售的順勢療法藥品

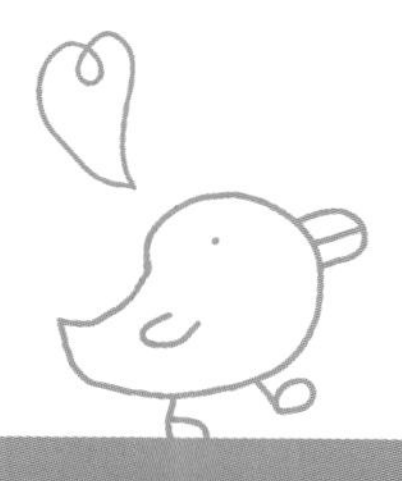

Chapter 1 順勢療法是合理的

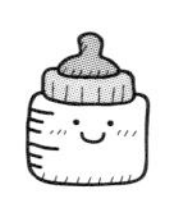 身體的智慧

人的身體無時無刻都在呈現奇蹟。爲了生存，它必須不斷地對抗細菌、病毒、毒物、過敏原、環境及心理壓力的攻擊，還有無以數計有形及無形因素的影響。

身體已發展出複雜的方法來回應這些外來的侵略，利用發燒和發炎反應來消除這些入侵的細菌和外來物質；利用鼻腔的分泌物來幫助排出死亡的病毒及白血球；透過疼痛的警訊引起我們對患處的注意，告知我們該休息或是該治療了。

身體所呈現的症狀不只是對抗壓力及感染所作出適當的調適，同時也是防禦外侮及自我療癒的表現，這種回應是不自覺的、是自動的、是與生俱來的智慧；身體自然而然精確地知道該如何對抗疾病及療癒病痛。人類演化至今，就是這種特殊的能力幫助我們的身體去防禦、適應環境變遷，物種才能生存下來。無可避免的，個體差異還是存在。

儘管造物主給了我們這麼完美的能力，但我們就像其他生物一樣，還是有可能會生病。不是每一場感染的戰役我們都能戰勝，不是每一個環境因素的影響我們都能做出成功的調適，也不是每一個新壓力我們都能有效的抵擋。

症狀的產生代表身體正在努力做好防禦和自癒的工作；因此，抑制這種自然的防禦機制是不合理的，壓抑症狀的治療，也許可以暫時得到成功，但是對於促進機體的健康卻不怎麼有效。身體告訴我們壓抑症狀並不能眞正治癒我們，不只症狀會復發，有時反而變得更猛爆；更甚者，原來的症狀消失，取而代之的是另一種更嚴重的症狀。對於「療癒」這主題感興趣的人們，了解身體的智慧是非常重要的，若太常忽略它，要不造成治療無效，或是僅有短暫療效，要不就是出現更多的副作用取代自我療癒的能力。

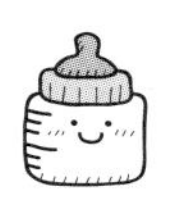

瞭解副作用

就單純藥物學的角度而言，「副作用」根本不存在。藥物有效果，是我們依好惡將它一分爲二，將那些我們不喜歡的作用稱爲**副作用**。

以小孩感冒爲例，他們就像大人一樣會對感冒病毒作出回應，藉由增加白血球來對抗病毒，有一些白血球和病毒會因這場戰役而死亡，身體就產生黏液來乘載並排出這些壞死的物質。坊間感冒藥物的作用點不是在阻斷黏液的形成、讓黏膜不再分泌，就是讓腫脹的鼻腔微血管收縮。一旦阻斷黏液的形成，壞死的細胞及病毒沒有介質可以被乘載出去，分泌物將變得更稠，更難藉由鼻腔排出或是從口咳出。可以想見這樣抑制的結果，造成更擾人的症狀。除了流鼻涕，孩子通常還會頭疼、嗜睡、精神反應遲鈍，有些還會出現幻覺、害怕及行爲問題。這些症狀並非副作用，而是藥物抑制身體自然自癒能力的回應。

藉由收縮腫脹的鼻腔微血管來達到治療鼻塞的藥物，只有暫時的效用。雖然他們可以有效的排出鼻腔分泌物、讓呼吸道暢通，但是一旦停藥，症狀馬上恢復，有時比之前更嚴重。家長常常擔心如果停止給藥，小孩的症狀又會出現，長久下來，原先給的劑量會漸漸變得無效，需要更強的劑量才管用。

停藥後症狀惡化，我們稱之爲「反彈效應」，而非副作用。這是身體在嘗試自癒，當我們停止抑制這種自然的能力時，它將變得更有效率。症狀的出現是機體重要的防禦，順勢療法就是順著這種防禦機制去處理病症，而非反向的去抑制。

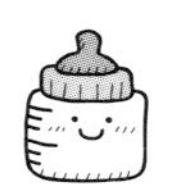

瞭解順勢療法

順勢製劑是一種天然的藥劑科學，取材自植物、動物和礦物成分的微量物質去刺激身體進行自我防禦。我們可用感冒的順勢療法來作簡單說明。常用於治療感冒的順勢製劑當中有一款名爲Allium cepa，就是洋蔥的萃取物製成的。洋蔥可使我們流鼻涕、流眼淚，便可藉由洋蔥的這種特點，更進一步刺激身體已進行的防禦機轉來加速身體排出感冒病毒。相較於那些抑制黏膜分泌、短暫抑制身體自然防衛能力的藥而言，Allium cepa與其他順勢製劑，都是以身體目前的情況，順著這個狀態來幫助身體進行自癒。

洋蔥並非治療感冒的唯一順勢製劑，順勢療法注重個體化，不是每一個人感冒或生病都使用同一種順勢藥物去治療。孩子生病時呈現的症狀很有可能跟其他孩子不同，因此順勢藥物的選擇是根據獨特的症狀表現而非疾病本身。注重症狀表現的個別化是順勢療法很重要的原則，因此藥物選用也是個別化，順勢醫學依賴的就是the law of similar（相似法則）。

原則一：相似法則

順勢療法（homeopathy）這個字源自於兩個希臘字：homoios 表示「相似」，pathos代表「疾病」或是「痛苦」。順勢療法的原則就是相似法則，亦即當一種物質會導致人生病的同時，這個物質也會幫助改善症狀。任何物質舉凡植物、礦物或動物都可以作成順勢製劑。這是經過測試的，也就是我們先將某一種物質讓健康的人接觸，觀察他會出現什麼樣的症狀，給的是剛剛好會出現症狀的劑量，這過程我們稱作「驗證」（provings）。因爲無法分辨生病的症狀是否來自所測試的物質，不會將病人作爲「驗證」的對象。

也許很令人驚訝，許多常見的順勢製劑都是由毒物作成，如砷（arsenic）、毒葛（poison ivy）還有蜂毒（bee venom），但因爲順勢製劑是用極微量的這些物質去製成，因此普遍認爲它是安全的。美國食品藥物管理局（FDA）標示順勢製劑的成藥（OTC）是非處方用藥，任何人都可以買得到，許多國家也認同它的安全性。

砷是一種毒物，會造成很像食物中毒的腹瀉，所以食物中毒是「砷」（Arsenicum album）這種順勢製劑其中的一項用途。接觸毒藤（Rhus tox）會造成皮疹，在順勢療法中，也因此常用來治療特定的皮疹；此外，對扭傷和拉傷也有效，在順勢製劑的驗證過程中，發現毒藤也會引起肌肉、肌腱還有韌帶的疼痛，跟扭傷感覺非常類似。而蜂毒（Apis mellifica），則是用在處理典型發炎狀況所造成的灼熱感和刺痛感。順勢製劑的選擇，一定要適用於個體；當被蜂螫的時候冰敷是有效的，所以當身體出現發炎症狀時，此時若冰敷覺得比較舒服，而熱敷反而更糟的話，那麼就屬於蜂毒（Apis mellifica）的適用對象。Apis是治療孩童扁桃腺炎的常用藥，但只有在孩子覺得吃冰塊或喝冰水比較好的時候才適用。

在順勢之父哈尼曼醫師（Dr. Samuel Hahnemann）寫出相關發現的同年，珍納醫師（Dr. Edward Jenner）首度嘗試用牛痘疫苗去預防天花。施打疫苗的目的與順勢的相似法則很類似，都希望藉由微量的致病物質去刺激機體的免疫系統，以產生對疾病的自然防禦。

我們接種疫苗是用來預防疾病；一般藥物在治療上有時也採用了相似法則，如治療過敏：過敏科醫師會給病人微量的致敏物質使其機體建立更好的防禦去對抗過敏原。另一個例子是利他能（retalin），這是一種類安非他命的藥物，有些醫師會用它來使過動的孩子平靜下來，但在給非過動的孩童服用時反而會造成過動。

雖然預防接種、過敏治療、利他能還有一些其他藥物的運用都是基於相似法則，但這些都不屬於順勢製劑，因爲開藥的方式無法精確的依照個人症狀給藥，且這些藥物不像順勢製劑一樣採取的是安全且極微量的劑量。不過，能看到一些順勢療法的原則應用在主流醫學上，還是很令人鼓舞的。

原則二：認識症狀的型態

在順勢療法裡，了解「症狀的型態」這概念是很重要的。一個人生病，不單單只是一個症狀的表現而已，是綜合身體、心理和此個體所經歷的情緒所表現出來的結果。順勢醫師發現不管是哪一種植物、礦物或是動物，若是人體過量服用，將會導致身體產生獨特的症狀。拿頭痛爲例，很多種物質會使人產生頭痛，但所致部位不同，有的是在腦後側，有的在前額，有的是偏頭痛；有的會因熱敷而緩解，有的則是冰敷後比較好；有些頭痛在活動時感覺會舒緩，有些則是躺平休息才會緩解；有些頭痛會使人變得急躁，有些則會使人憂鬱……。

沒有一種物質只會造成一種症狀，也沒有任何一種疾病只會產生一種症狀；每一個病症都有一定的症狀型態，一個孩子的頭痛可以是在清晨時加劇，另一個則是在深夜；前者可能會因手按壓頭部而緩解，後者可能因此而使頭痛惡化。有些小孩在頭痛時會覺得躁動不安，有些則會感覺疲累。

順勢療法發現這類的身心症狀其實很常見，包含了個性方面、體型、急性慢性症狀還有遺傳因素。順勢醫師常會將人分成“sulphur types”（硫磺型）、“phosphorus types”（磷型）或是“pulsatilla types”（白頭翁型），每個型態代表個體在身、心和情緒方面經年累月的表現，適用於各類型態的用藥我們稱爲「體質用藥」（constitutional remedy）。本書的第四章將會介紹一些關於兒童體質的基本知識。（在Paul Herscu的書《*The homeopathic treatment of children: pediatric constitutional types*》針對兒童常見的八種體質有詳細描述）

了解孩童的體質用藥是非常有價值的，不只可以用來治療急、慢性病痛，也可以用來預防問題的產生，這可以幫助您更熟悉您的孩子，經由這些型態的特質，也可以幫助您發現一些目前尚未顯現出來的問題。

這本書並非在教導您如何尋找孩子的體質用藥，相關知識必須受過順勢療法系統訓練後才能了解，不是區區一本書就能概括；而是在教導您如何用症狀型態去尋找適合的順勢製劑，治療您那正在生病的孩子。

原則三：使用極微量的劑量

順勢製劑之所以被認爲是安全的，其中一個原因是因爲它使用極微量的物質作成藥物，而且是經過一道很特別的製藥過程，我們稱爲potentization（勢能化）；取自動物、植物或是礦物的物質放在蒸餾水稀釋，通常是一份物質，九份水，然後整份溶液加以劇烈震盪。每一次都以震盪後的原液以1:9稀釋，再震盪，以此重複好幾次。當重複三次，這樣的溶液我們標示爲3x；當重複十二回，則標示爲12x，以此類推。當一份物質以九十九份蒸餾水稀釋後再震盪，重複三次，記爲3c；當重複十二次，則記爲12c。

根據現代物理學定律，當物質被稀釋到24x或是12c，理應沒有任何一種原始物質的分子殘留。然而，在兩百多年的經驗當中，順勢醫師和病人都發現，物質稀釋震盪的次數越多，其藥物的作用就越強且效用較持久，所需劑量就越少。也就是這個極微量的劑量原則引起許多人對順勢療法的討伐；懷疑論者加以攻擊，認爲如此稀的劑量根本不可能會有效用，一切只是安慰劑效用罷了！然而很多懷疑論者從來沒有使用過順勢藥物，對順勢療法不熟，也不知如何描述其基本原則，如此的攻擊純粹是科學上的不認同！

我們必須承認，要解釋爲何如此稀少的劑量會有如此大的效用是很困難的，至今，有越來越多的研究還有大量的臨床經驗都驗證了順勢製劑的效用。（請見附錄的「順勢研究」）

有很多自然界的例子可以幫助我們了解這樣的現象，舉例來說，鯊魚從很遠的地方就可以感覺出水中有一點點血存在；雄性昆蟲可以從很遠的地方前來尋找雌性同伴。很多動物都會散發出一種可以吸引異性的性激素，我們稱為費洛蒙（pheromones），在許多時候這可以傳到很遠的地方。普遍認為，昆蟲和動物在遠方只需要聞到極微量的物質分子就能認得出來。雖然地球上的每一個動物都有超凡的感覺功能，但諷刺的是，順勢的懷疑論者總是假設人們只能感覺到或是只能被那些可看到、可測量的因素所影響。

服用或接觸微小劑量的物質將不會對機體有任何影響，除非機體對這項物質是高敏感的；要發現這種高敏感就是透過相似法則去探究。如一種昆蟲只會被同種昆蟲的費洛蒙所吸引；一個生病的孩子會對某一種藥物的微量製劑敏感，只有當此種藥物給予正常孩子服用時引起的症狀與病童相似時才適用。

到底為何這樣的微劑量會有作用至今仍是個謎，如同有許多成藥為何會有效一樣是個未知，一直到最近科學家才對阿斯匹靈有更進一步的認識，拜百萬美元研究經費之賜，我們得以知道它的作用機轉。而之前對阿斯匹靈作用機轉不透澈時，並不影響醫生或病人用藥；很多人用藥只是因為它有效而已，並不是真的知道為何它有效才去用。

原則四：瞭解療癒過程

順勢醫師必須對每一個病人進行相當仔細的問診，所以對整個疾病的療癒過程，順勢醫師扮演著關鍵性的角色，不是只有診斷孩子患了哪一種疾病，而是必須對孩子所呈現獨特的生理、心理症狀型態加以檢視。順勢醫師會詢問症狀與溫度、天氣、時間、動作、姿勢、外在刺激、進食、睡眠、排尿、排便、情緒及精神狀態等因素之間的關係，藉由各方面的問題去找出個體對疾病所產生的獨特反應。藉由觀察明顯及細微的症狀變化，順勢醫師更能掌握孩子病情的發展，很多順勢醫師同時也是家庭醫師，對整個家庭情況熟悉，一旦有成員生病，更能有效的處理問題。

順勢療法是一個整體性醫療，注重個體在生理、情緒還有精神層次的表現。每一個層次都有不同強度的症狀表現，因而對個體健康有不同程度的影響。就生理層次，腦部、神經系統和心臟的疾病被視爲最嚴重的問題；而皮膚、肌肉、結締組織方面的疾病則嚴重度較輕。在情緒層次，恐懼死亡、有自殺傾向的憂鬱症、強大的憤怒代表深層情緒的不滿；而輕微的躁動、挫折、緊張則代表較不擾人的情緒狀態。在精神層次，疑惑、譫妄、認同危機代表深層的壓力；而輕微記憶喪失、暫時性的注意力不集中、偶爾心不在焉則代表較不崩潰的情緒狀態。

順勢醫師認爲精神症狀是一個人最深層、最核心的表現，雖然在各個層次上都有可能出現強度夠強的症狀，被視爲一個人內心深層的表現。有些當紅的心理學家認爲人們的情緒代表他們自我的核心價值，然而順勢醫師卻認爲包含個人意志、領悟力、自我感覺的精神層次，才是代表一個人最深層的部分。

要了解疾病的療癒過程，懂得這些不同層次的差異就變得相當重要，在服用順勢藥物之後，有一些人會經歷好轉反應（healing crisis），也就是某些特定症狀會變得更糟，而其他症狀則是緩解。影響重要器官的症狀也許會緩解，但反而加劇了較淺表的症狀。例如，一個孩子同時患有高燒和消化道症狀，這時就有可能會增加拉肚子的次數，而減緩高燒的程度。也許腹瀉帶來不舒服，但這就表示機體正努力在自癒。

兒童和大人通常在慢性病痛上會比急性病痛經歷較多的「好轉反應」。當孩子的某些症狀緩解，而其他症狀加重的時候，家長若能先了解「好轉反應」的意義，將有助於消除家長們的焦慮。然而家長經常拿些順勢製劑給自己的孩子在急性病痛時服用，也會觀察到順勢製劑加速病痛的療癒過程。

在過去兩百多年裡，順勢醫師觀察到療癒過程是透過三個參數在影響，稱為Hering's law of cure。這是為了紀念Constantine Hering赫林醫師，美國順勢之父，其率先描述這三個參數：

1. **療癒的過程是先從內在的、重要的功能開始，然後往外在、淺表功能進展**。在療癒的過程當中，影響機體最重要的功能，如腦和心臟所產生的症狀，通常會先有進展；而那些對身體影響較小的症狀，通常是最後才會緩解，有時候甚至還可能暫時變差。舉例來說，有氣喘病的孩子可能在緩解氣喘的過程當中，會短暫出現皮膚紅疹；同樣地，一直乾咳的孩子有可能在他症狀緩解的過程當中開始咳痰。這樣的咳嗽也許會使家長們緊張，但是這樣有痰的咳嗽才是真正在幫孩子咳出呼吸道的黏液、清理呼吸道。若孩子在身體症狀產生的同時，伴隨著心理和情緒問題；一般而言，孩子的心理症狀會比身體症狀優先緩解，除非他的身體症狀非常嚴重。

2. **療癒的過程和症狀出現的順序相反**。對一個有慢性病的孩子，投以合適的順勢製劑治療，可能會出現他早期發病的症狀。這也許是他第一個出現的症狀，有時會被一般成藥所壓制，或者在他嬰兒期曾經出現過。這種症狀回溯的現象是個好預兆，代表深層的療癒過程正在進行。（常見於治療孩子的慢性病，在急性病發作時較難看到此現象）

3. **療癒的過程是從身體的上半部進展到下半部**。例如：一個患有皮疹的孩子，會先緩解身體上半部的不適，再來才是下半部。

當療癒的過程不是照這樣的方向進行時，普遍認為孩子用的是安慰劑在治療，只是暫時緩解症狀，而非真正在療癒。

Hering's law of cure確立了一個普遍接受的自然療癒準則；在眞正的療癒中，症狀不總是同時消失不見，而是按照既定的程序在進展。中醫和自然療法長久以來奉行的準則其實和Hering's law of cure很相似。

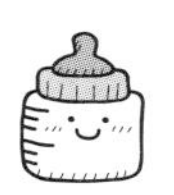

順勢治療的侷限與風險

順勢治療並非萬能，既不能幫助孩童長回殘肢，無法幫助因受損或遺失所致疾病的腦細胞重新生長，也不能修護只有外科手術才能處理的疾病，如疝氣及盲腸破裂。

在某些病痛上，順勢治療所帶來的益處只有在接受其他相關治療時才會彰顯。舉例而言，骨折時只要骨頭擺位正確，順勢治療可以幫助其癒合速度加快；當孩子因爲腸扭轉造成肚子痛，順勢治療僅有在孩子接受手術治療後才能發揮作用。

要幫每一個病童找到個別化的順勢製劑有時並不是那麼容易，即使對於一些常見、無生命威脅的慢性疾病或是急性病，也無法提供治療。正在服用強效藥的孩童，由於他們有些症狀表現都被藥物抑制了，因此治療更難。對嬰兒而言，他們無法清楚地自我表達，要幫他們找到合適的順勢製劑更是難上加難。

順勢療法可有效的治療嬰幼兒及孩童的各種感染。然而，若孩童出現不尋常的高燒或其他危及生命的情況時，順勢醫師會傾向先給予抗生素、其他成藥加上一些順勢製劑，或是將他轉介給其他適合的醫師。用成藥來治療感染並不是說用順勢製劑就無效，是因爲這樣合併用藥較安全。一些有經驗的順勢醫師，有時只會開順勢製劑給病人，只有當藥物作用較慢時才會使用成藥去治療。

要找到正確的、個體化的順勢製劑有時相當費時，一些特定的兒童急症需要即刻治療，在這樣的情況下，立即給予成藥然後稍後再給順勢製劑治療才是明智的作法。當病因很明確，如因爲營養不良造成貧血，順勢治療能扮演的角色就不那麼重要；接觸到環境的有毒物質時，順勢治療可以更有效的幫助排出毒物，若是孩子反覆接觸該物質，那麼順勢治療將變得無效。

家長使用順勢藥物最大的風險就是可能延誤孩童接受專業醫師治療的黃金期。爲了避免這樣的狀況發生，建議幾本家庭健康常備書在手邊，如：《*Care for Your Baby and Your Child*》（Steven Shelov編著），《*Dr. Spock's Baby and Child Care*》（Benjamin Spock和Michael Rothenberg編著）。這些書提供了一些何時該去尋求專業協助的準則及建議。

另一個風險就是家長會在孩子症狀緩解後還持續給予順勢製劑，那麼就會造成症狀再次出現，也就是讓孩子經歷了「驗證」（proving）這個過程；服用足量的物質會使孩子暫時產生症狀，一旦及時停止服用藥物，症狀就會慢慢消失。

順勢療法就像其他治療一樣會有侷限性，雖然如此，知名的小提琴家和慈善家曼紐因（Yehudi Menuhin）曾經說過：「順勢治療在眾多醫學專業裡是唯一一個不帶害處的，只有益處！」難怪一個五歲男孩湯瑪斯會跟他媽媽說：「我喜歡那個讓我咯咯而笑的藥，是不是聖誕老公公發明的啊？」順勢療法的確是個恩典，使用它並介紹給其他人，會使我們過得更健康！

Chapter 2
如何使用順勢製劑

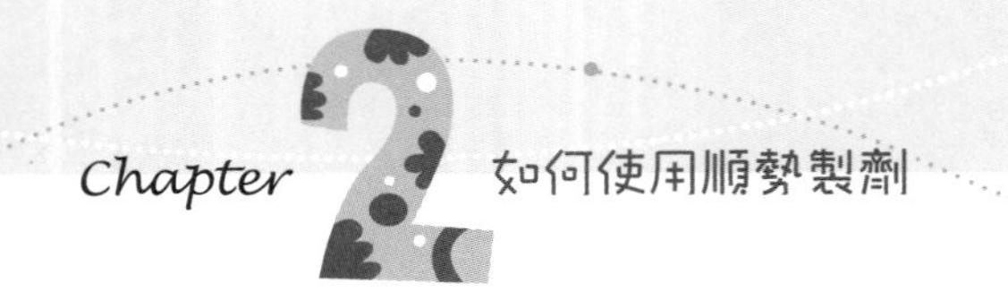

知道什麼樣的人會得病比知道這個人得什麼病還重要。

Sir William Osler

順勢製劑在治療疾患上是安全且有效的，難就難在找出對的藥。

根據你孩子的情況並對照第三章〈兒童常見的病症〉，這本書將會幫助你快速且正確地找出最適合你孩子的順勢製劑，仔細閱讀每個病症下所列的每一個藥，然後再決定哪一個藥的描述最符合你孩子的現狀。（若要深入了解更多關於藥的資訊，請見本書第四章。）

在你用藥之前，請詳細閱讀此一章節，首先要了解如何幫助你的孩子找到最適合的藥。這個部分將會教你：你應該問什麼樣的問題才能選到對的藥；或是告訴你哪些症狀是比較重要、需要特別注意的；或者如何選擇合適的勢能與劑量。

雖然本書會告訴你孩子最常見的急性病症該用什麼順勢製劑去處理，但還有其他許多工具書，例如：《順勢藥典》（materia medica）和《症狀學》（repertory），能增進你選藥的正確性，並擴展你對這些藥的認識。症狀學就是列出你所能想像到的每個症狀，並在每個症狀旁列出可以治療這個症狀的順勢製劑。藥典也就是藥物學，描述每個順勢製劑，說明哪些症狀是這個藥能有效處理的。（第四章可以說是縮減版的藥典，其他專業書籍有更詳盡的資訊。）

根據症狀學選藥，你可以縮小用藥的選擇範圍，再參照藥典對這些藥的描述，你就能找出最貼近你孩子症狀的順勢製劑了。Dr. William Boericke的《*Pocket Manual of Materia Medica with Repertory*》正是包含了症狀學與藥典，是相當值得參考的一本書！

評估孩子獨特的症狀

順勢醫師會問許多詳細的問題以發現病人的特徵性症狀，目的就是要找出最適合病人現在狀況的順勢製劑。在問診的過程中，順勢醫師將「症狀」廣泛定義，症狀可以是：

- ·任何不舒服或是疼痛
- ·經歷的改變
- ·本來可以做的事情，現在變得有所限制
- ·任何使疼痛、不舒服的症狀變好或是變糟的因素

僅把孩子的一個症狀對應到順勢製劑可以處理的某一項症狀時，就使用這個順勢製劑來治療，是相當冒險的作法！一般而言，一個順勢製劑要有效，它能治療的症狀就必須對應到這個孩子所呈現的症狀型態，符合的越多，效用就越大。很難去找到一個百分之百符合每一個症狀的順勢製劑，也不必要，但至少它必須符合最重要的症狀。

順勢醫師將「症狀」定義爲四種形態：

1. 常見症狀：就是那些符合現代醫學診斷的症狀，例如：感冒—發燒，肝炎—黃疸，氣喘—哮喘；這些都是疾病發生時會產生的一般症狀，在選擇順勢製劑時，這些症狀是最不重要的。
2. 局部症狀：就是身體局部出現的不舒服或是疼痛。例如：頭痛、喉嚨痛、咳嗽。也可以是腳趾冰冷、滿頭大汗、眼睛疲勞。在選擇藥物時，雖然局部症狀很重要，但其重要性還次於整體症狀。
3. 整體症狀：會影響全身的症狀。例如：飢餓、口渴、煩躁不安、容易受驚、情緒變化，症狀不會僅侷限在身體的特定部位。也可以是睡眠障礙、活動力、對溫度與氣候的敏感性。整體症狀的重要性遠遠大於局部症狀，因爲它代表了整個身體對感染或是壓力所作出的反應。

4. 奇特、罕見、特別的症狀：指的是一些獨特的症狀。例如：覺得腹部有蟲爬的感覺、前額有冰冷的感覺、相當口渴卻只敢啜飲幾口水。這些症狀在選擇順勢製劑時是最爲重要的，如其名稱所示，很少被感知，因此很少被發現。

一般醫生在決定診斷或是治療時，會著重在常見症狀的記錄；但是對於順勢醫師而言，這些症狀恰好是最不重要的。這是因爲**常見症狀**並不能代表這個病人症狀的獨特性，而且，不能單就一般性症狀就開立順勢處方。當一般醫生試著把孩子的症狀表現歸於特定的某一項診斷分類時，順勢醫師卻是在試著了解這個孩子對感冒、頭痛或是喉嚨痛是如何有他自己的反應模式。

順勢製劑之所以能達到最大效用，是源自於患者所產生的獨特性症狀，與這個物質所能引發的獨特性症狀相符合。正因爲如此，家長們更要仔細觀察孩子在生病過程中，出現哪些特別的症狀。

順勢醫師不斷告知家長一個已知的觀念，就是：你們的小孩是獨一無二的！也許不同的小孩會產生相同的症狀，但是每個小孩對症狀的感知卻有身體和心理上的差異，是相當個別化且獨特的。

舉例來說，兩個小孩同樣都是喉嚨痛，但你的小孩也許會因爲口含冰塊而覺得舒服點，但另一個小孩卻要喝點熱飲才會覺得好過些。也許你的小孩除了喉嚨痛還伴隨著頭痛，且覺得很疲倦；另一個小孩卻是伴隨著咳嗽，可能還躁動不安。

順勢醫師根據特別、奇特、還有罕見的症狀來選擇合適的順勢製劑，雖然如此，有些症狀不常見到，大多時候順勢醫師還是會依照孩子的整體症狀來選藥，再者才是考慮局部症狀。當局部症狀變得很嚴重時，値得作爲選藥的優先考慮，這時順勢製劑處理的就會是這些最主要的症狀。

總結而言，最重要的症狀具備下列一項或是多項的特質：

・它們是罕見、特別的
・它們屬於整體的症狀，會影響到全身
・它們是嚴重的症狀

雖然順勢醫師會仔細評估患者的症狀，在這裡必須澄清的是：順勢治療並不是症狀處理而已。順勢醫師不治療症狀，他是利用這些症狀來確定哪一種順勢製劑，引發患者身體的自癒力最有效。

收集資訊

爲了了解你的小孩有什麼樣特徵性症狀，你必須要知道問哪些問題。不僅要知道你的小孩哪裡痛，還要進一步詢問是怎麼樣的痛？有什麼可以讓這個痛變得好一點或是變得更糟？還有沒有其他的症狀？

要獲取這些資訊有個小技巧，就是避免問yes／no問題。多問一些開放性問題，這樣讓孩子有多一點空間可以自由回答，並仔細描述他自己的症狀；也不要給他們提示性的問題，例如：你的頭在**晚上**會痛嗎？應該問，你頭在**什麼時間**會痛？也不要問你的喉嚨痛在**喝過冰水後**會不會比較好？而是應該問：**有什麼東西**可以讓你的喉嚨痛舒服一點？

任何你小孩在生病所經歷的一切，有別於他平常生活時就值得注意，舉例來說：你的小孩平常在早晨總是活力充沛，但現在因爲感冒，變得很慢才起床；若你的小孩本來就是早上拖拖拉拉才起床，現在生病也是一樣沒有改變，那麼這個症狀就不是那麼重要。若你的小孩症狀有別於其他同年齡的孩子，這個也要特別注意，例如，若孩子突然變得討厭吃糖，這個就是跟一般小孩不同的地方，值得記錄下來。

要找出嬰兒的特徵性症狀是相當困難的，但父母很快就能成爲專家，總是能比旁人更快察覺寶寶細微卻明顯的行為改變。有時候可以做一些實驗來測試寶寶對環境改變的反應：你可以打開窗戶，觀察他是否變得不安還是變得比較舒服；或者掀開他的被子看他是不是會哭、焦急的找他的被子還是根本沒察覺出有任何改變？你也可以給他冷水和溫水，看他比較喜歡喝哪一種；或者突然發出聲響，看看他是不是很容易受驚嚇。

藉由簡單的觀察就可以獲取很多有用的資訊：他枕頭溼是因為流汗還是流口水？她會拼命把頭鑽進枕頭，還是她只是希望頭的正面或是後面有受壓的感覺？她會把棉被整個甩開？還是只是把腳伸出棉被外？他是睏倦的還是動不停？

重要的局部症狀

下面列出了一些問題你可以在治療寶寶時，先問問你自己，如果你的孩子夠大，可以讓他自己回答；許多一開始問的問題都是開放性的，這樣孩子才能表達出什麼是最困擾她的。

- 什麼讓你最不舒服？
- 你哪裡最痛？是怎麼樣的痛？
  盡量讓你的孩子明確說出疼痛位置，並儘可能描述疼痛的方式，越詳細越好。
- 這些症狀很快發生還是慢慢出現？
- 有沒有在做了哪些事情之後或是有什麼特別感覺之後，症狀在24小時內開始出現？

孩子會因為氣候因素或是過度勞累後生病，有時候是碰到冷空氣、一陣風、淋濕或是熱過頭；有時候疾病的出現是在某些情緒發作之後，常見於生氣、害怕、傷心、沮喪、焦慮、受驚嚇或是忌妒之後。（雖然孩子很少想到身體症狀與情緒狀態有關聯，作為父母和老師的更需要去注意這些細節，因為這對於你選擇順勢製劑有非常大的幫助。）

形式（加重或緩解因子）

有很多因素會使症狀好轉或惡化，或是讓孩子覺得好一些或更糟；這些因素我們就稱為「形式」*（modalities）。孩子的局部症狀或是整體健康狀態會因為氣候、溫度的關係，或是因為喝了、吃了某些東西之後，在一天的某個時間段會變好或是變糟；舉例來說，孩子的咳嗽會因為熱而變得更嚴重，那麼「因為熱變得更嚴重」就是孩子對咳嗽的「形式」（modalities）。有時，某一些因素會使這個症狀緩解，但卻會加重另一個症狀，例如：喝冷水會緩解喉嚨痛，但卻會加重消化道症狀。冷空氣或許會讓人覺得不舒服，但卻可能可以緩解局部症狀如頭痛。觀察這些因素，是選藥的重要資訊！

譯者註：後文為理解方便，將Modality以「加重或緩解因子」表示。

時間

是否有任何時間段會使疼痛變好或是變糟？觀察你孩子的症狀是否在起床的時候、早晨、下午、傍晚、晚上、午夜前、午夜後或是在任何其他特定的時間段有所改變。

溫度和氣候

是否有任何溫度和氣候條件會加重或緩解症狀？孩子也許會尋求或厭惡待在冷颼颼的房間、溫暖的空間或是悶熱的房間裡、窩在暖暖的被窩裡、待在冒熱氣的鍋爐旁、晒太陽、開放空間、通風處。你的孩子會喜歡開窗呼吸新鮮空氣還是他會將門窗緊閉，因爲他怕冷？孩子可能會被炎熱、濕冷、乾燥、暴風雨的氣候所影響；或是一些氣候上的改變，如刮風、下雪、起霧。觀察孩子需要穿多少衣服來抵抗這些天氣上的變化。

洗澡

喜歡洗冷水澡還是熱水澡？會使他的症狀好轉還是惡化？如果孩子原本討厭洗澡，但現在生病卻變得非常喜歡洗澡，那這個變化就必須記錄下來。有時候孩子只是單純的喜歡洗熱水澡，因爲他怕冷。

休息或是移動

孩子喜歡休息還是傾向動來動去？會使他的症狀變好還是變糟？觀察孩子在動作快慢、爬上爬下、動一下下還是動不停、運動中、運動後、被動移動（坐車、坐船或是坐飛機旅行）這些狀態中的改變。

姿勢

是否有任何姿勢會加重或緩解他的症狀？孩子可能會受下列姿勢所影響：站姿、坐姿、躺下、側躺左側或是右側，仰躺或是趴臥，偏向患側還是健側躺、完全平躺還是需要枕頭墊高、或是像嬰兒一樣把身體蹺起來。

外界的刺激

觀察孩子對觸摸（硬或軟）、重壓、摩擦、噪音、氣味、光線的反應。特別是他原本對這些因素沒有特別敏感，而生病後變得非常敏感。

進食

是否有任何食物或是飲料可以加重或緩解他的症狀？觀察孩子是如何被冷熱飲、吞嚥、進食或是喝一些特別的飲料所影響。以下列出一些容易引起孩子反應的常見食物：牛奶、麵包、肉、豬肉、奶油、脂肪、蛋、魚、水果、洋蔥、牡蠣、糕餅、冰淇淋、馬鈴薯；鹹、辣、甜食。

睡眠

睡眠是如何影響孩子的症狀，或是這些症狀如何影響孩子的睡眠？通常孩子的症狀會在夜間惡化，有時是在睡前，有時則在睡夢中。

排尿與排便

是否有任何症狀在排尿排便前、中、後變得比較好或是更糟？

流汗

是否有任何症狀在流汗時或是排汗後變得更好或是更糟？有些孩子在流汗後會覺得舒服很多，有些則是覺得很疲倦。

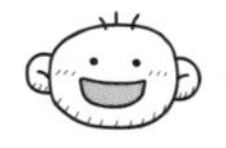

整體症狀

食慾與胃口

是否有任何食物或是飲料是孩子特別喜歡或是厭惡的？孩子是不是一直肚子餓還是很少肚子餓？他吃得快還是吃得慢？特別記錄他對下列食物是喜愛還是厭惡：牛奶、麵包、肉、豬肉、奶油、脂肪、蛋、魚、水果、洋蔥、牡蠣、糕餅、冰淇淋、馬鈴薯；鹹、辣、甜食。要記住的是，孩子單純

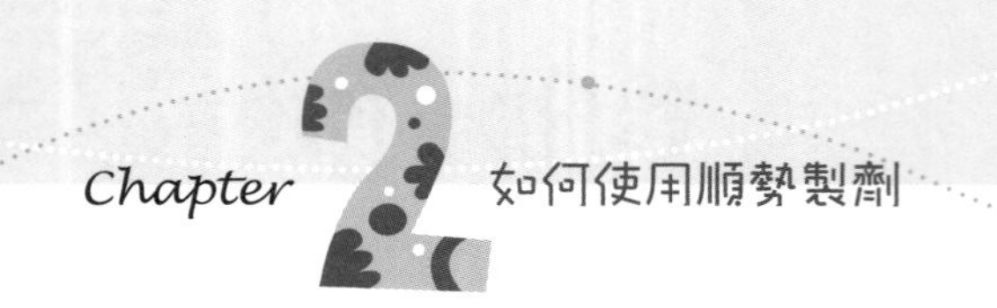

喜歡或是討厭某樣食物的時候，這並非他的症狀，只有在他變得特別喜歡（craving）或是特別討厭（aversion）時，這些才能稱為「症狀」。仔細分辨哪些食物是他不喜歡的，哪些食物是他討厭的，有程度上的不同！孩子在突然生病時胃口與食慾上的改變，比他原本對食物的喜好或厭惡來的更加重要！

口渴

是否會渴望或是厭惡喝冷飲還是熱飲？是大口大口喝還是小口小口啜飲？他總是口很渴還是不怎麼口渴？

睡眠

他是否睡得好還是難以入眠？喜歡哪種睡姿？他醒來是否感覺有睡飽？

流汗

描述孩子的流汗形式。是局部還是全身多汗？在穿衣服或是蓋被子的地方流汗比較多，還是那些未被遮蔽的地方？流汗是否有特別的味道？

心理症狀

描述你孩子在生病前及生病中的心理狀況。他是害怕的還是焦慮的？沮喪還是不安的？生氣、固執的還是容易被激怒的？盡量詳細一點，如果他是害怕的，有沒有特定的害怕？如對黑暗、孤獨、怪獸、動物、高度、未來？如果他是悲傷的，他會放聲哭還是忍住不哭？如果他哭，是嚎啕大哭還是默默地掉眼淚？他是躁動不安還是根本就是在生氣？會不會勃然大怒？他的脾氣是平穩的還是轉變很快？

你的孩子是睏倦的還是動來動去？易受驚嚇嗎？他喜歡獨處還是喜歡跟朋友、家人在一起？他需要聽眾聽他訴苦嗎？

他喜歡被同情，還是當他被安慰時會覺得很煩？他的房間跟平時比較起來是髒亂的還是更乾淨？

當你的小孩在生病的時候變得煩躁，他會去打別人還是丟東西？他是故意的還是只是想惡作劇？他是衝動的還是自我壓抑？

選擇正確的順勢製劑

找到正確的順勢製劑就好像在拼拼圖，尋找跟它契合的那一塊。如何知道它是有效的？你孩子所經歷的每一項症狀就像一塊拼圖，另一塊則是順勢製劑所能治療的已知症狀。重點就是將這兩塊拼湊在一起。

當你根據他的症狀在問一些問題的時候，請把他的回答記錄下來。順勢醫師常用畫底線的方式幫助他們評估病例，在特殊或是嚴重的症狀下畫底線（如奇怪的、罕見的或是奇特的），根據症狀的嚴重程度或是特殊程度來標誌不同的底線（例如：畫三條線表示奇特或是非常嚴重的症狀；兩條線代表罕見或嚴重的症狀；一條線代表不常見、中等嚴重的症狀；沒畫線代表輕微的但須注意的症狀）。有一些需要特別注意的，就是孩子主動描述的症狀，是他們感受很深的。要記住，那些會影響孩子全身的症狀（general symptoms）比那些局部症狀重要多得多！

利用本書的第三章，可以幫助你找到在特定情況下最常用的順勢製劑。不要只讀跟你孩子病症相同的這一部分資訊，也必須查閱第四章，是否這些列出的順勢製劑真的適合你小孩。你可以看看這個順勢製劑的一般特性，是否與你小孩在生病時所呈現的整體情況相符合。

有時候，很難決定哪一個藥是合適的，因爲一種藥也許適合治療某一項症狀，但卻對另一個症狀沒效；或是有其他藥可以治療其他症狀，卻還是一樣無法治療全部的症狀。

你很難找到符合你孩子所有症狀的順勢製劑。時常，孩子所經歷的很多症狀，在不同的順試製劑描述中也會有些許差異，請把重點放在孩子的全身症狀，或是那些特別嚴重的症狀上。

如果還是很難下決定需要哪一個藥，在第三章有大寫字母的藥物，這些是對那種特別情況下最常用的藥物，可以先試試。

如果你覺得有兩個藥都很適合你的小孩，不知道該選哪一個的時候，請再一次回顧你小孩的症狀，看看你是否有新發現，並再重新閱讀第四章關於這兩個順勢製劑的一般特性。通常當你了解越多、得到更多的資訊，就越能釐清問題。

如果你還是不確定，請查閱Dr. William Boericke的《*Pocket Manual of Materia Medica with Repertory*》或是其他藥典。你也可以查閱現有的電腦軟體找出適合的順勢製劑。

如果你還是沒有辦法確定哪個用藥，請延後你使用順勢製劑的時間，直到你有信心爲止；或者直接去問順勢醫師。或者，乾脆就靠你作父母的直覺，不要擔心太多！

如果給錯藥，大多時候什麼也不會發生。然而，有時候錯的藥跟正確的藥很接近，也可以達到某些療效，但還是不足以完全治好孩子的症狀。這些相近卻不是最佳的用藥處方，有時候也會難倒有經驗的順勢醫師。下面將介紹如何選擇正確的勢能和劑量，幫助你決定何時該繼續給藥，何時必須選擇另一個藥。

選擇正確的勢能和劑量

「勢能」指的是這個藥物經勢能化的次數（稀釋和震盪的過程，在前面第一章提過）。順勢醫師發現藥物的勢能化越多，起效就越迅速，作用也較深層，所需用來治療的劑量將會減少。低勢能的藥就是介在3X−12X之間（X表示以1:10稀釋的次數），或是3C−12C（C表示以1:100稀釋的次數）。中等勢能的藥指的是30X或是30C的藥，而高勢能指的是200X、200C或是1M、10M、50M或更高的藥（M表示羅馬數字1000，意指以1:100稀釋1000次）。

一開始接觸順勢醫學的人，總是會對究竟要給什麼勢能的藥而困惑不已，其實這種焦慮多餘的！因爲在順勢醫學裡面，普遍認爲選擇對的順勢製劑比選擇對的勢能來的更重要。一般而言，選擇錯的勢能一樣還是會有療效，雖然可能療癒速度較慢。不要擔心給X或是C的勢能，他們作用非常相似；雖然C被視爲更有效的勢能單位，因此需要在給藥時，作更精確的判斷。

「劑量」指的是服藥的次數，患者的症狀越嚴重，那麼他服藥的次數就要越頻繁，而他對藥物治療的反應也會直接影響到用藥劑量（當患者症狀慢慢變好的時候，必須減少用藥的頻率或甚至停止用藥）。

決定適當的劑量是非常重要的，如果給的次數過於頻繁有可能會導致「驗證」（proving）（症狀本來有好轉，但未停藥又繼續同樣的劑量，會使症狀再次出現！）然而，很少孩子會有「驗證」的現象產生，但是如果眞的發生，也不要緊張，只要停藥後症狀很快就會消失。

這裡列出了九項準則，幫助你決定順勢製劑的勢能和劑量：

1. **用順勢製劑的基本準則就是盡可能的給少劑量；當必要時必須給予足夠的劑量**。在急性病症，需要重複的服用順勢製劑，以持續刺激身體的自癒反應。然而，就是因爲順勢製劑引發了身體自我的防衛機轉（以進行自我療癒），所以不需要一直給予持續的劑量。請觀察孩子的症狀，若孩子痊癒了，或是在服用一兩次藥之後症狀明顯好轉，就請停藥！但是若孩子在服用多次藥物之後，症狀改善有限，請再繼續給藥，除非你很清楚這時應該換另一種藥治療。請不要一直服用似乎沒什麼作用的藥，要知道順勢製劑並非維他命，他們是藥物！當正確的服用藥物時，它可以激發身體自我的療癒能力。不要認爲服用越多次它就越有效。

2. **對使用順勢的新手而言，建議從6、12、30的勢能開始使用（意指6X或6C，12X或12C，30X或30C）**。使用這些勢能的劑量通常是一天三到六次，取決於症狀的嚴重程度。然s而在發高燒第一天或是其他發炎狀況時，你需要在病症開始的頭24小時內，每小時或是每兩小時服藥一次。一般來說，在夜晚入睡休息過後，孩子的急性病症將會有某些程度的緩解；慢性病症或是反覆的不舒服，需要更長的時間來處理，請諮詢專業的順勢醫師使用體質用藥。
3. **一般建議不要用超過30的勢能，除非你非常熟悉順勢的理論、方法學還有藥典**。雖然高勢能藥物的物質含量更爲稀少，順勢醫師發現它卻比低勢能藥物作用更強。這些高勢能藥物有時候會造成「好轉反應」（healing crisis）——也就是症狀在完全治癒之前，會出現短暫的惡化現象。有經驗的順勢醫師能區辨什麼時候症狀惡化代表的是「好轉反應」，或者只是單純的——孩子情況變更嚴重了。
4. **孩子的症狀越嚴重，服藥的頻率就要越多**。在高燒、急性發炎期或是急性疼痛，需要每小時或是每兩小時服藥一次。對於輕微的症狀，一天服用三到四次即可。通常6和12勢能的藥可以服用一個禮拜，而30勢能的用藥則最多不超過三天。
5. **孩子的症狀越厲害，建議使用越高的勢能**。如果你孩子的症狀非常嚴重且一直持續，建議使用30勢能的藥，起效快而且作用比低勢能的藥（如6勢能）深層。

6. **一般而言，若你對選藥深具信心，特別是你確定藥物的特性符合孩子的全身症狀，那麼就應該選擇高勢能的藥**。選擇30勢能的藥物比低勢能的藥物需要更精確的判斷。使用越高勢能代表此順勢製劑越貼近這個孩子的整體狀況，就像正中紅心一樣！
7. **請在換另一個順勢製劑之前，給予原本用藥足夠的作用時間**。順勢製劑有時候作用非常快速，但也可能很慢。有時候孩子在服用多天的藥物之後，雖然主要症狀有好一點，但還是病懨懨的。這時孩子正在好轉的過程中，切忌換藥！但是如果孩子的症狀非常嚴重，且在24小時之內沒有任何改善，你就要考慮換藥了！若孩子的症狀相對輕微，請在換藥之前，觀察36到48小時。（有一個例外，就是當你的小孩出現新的症狀時，而你又非常肯定另一個藥更適合，你當然就可以馬上換藥。）
8. **避免在一次生病時給予過多的順勢製劑**。很多家長性子非常急，期望順勢製劑或是有任何其他藥能馬上治好他的小孩；請避免頻繁地、過快地更換藥物，如果你在一次生病期間給孩子過多的藥物，每個順勢製劑的作用時間將會不夠。在太快給予另一個藥的時候，有可能會使原本的藥無效，這情況雖然很少發生，但是是有可能的。一次生病請不要給超過四種用藥；理想狀態是控制在一到兩種的用藥。
9. **如果你認爲孩子的情況有好轉，你可以停止用藥**。雖然有時候孩子仍剩下一些症狀，順勢醫師或家長還是會給予額外的劑量繼續治療。順勢治療的一般原則就是儘可能的給予少劑量，若是藥物明顯的帶來益處，孩子的身體將會自己進行完全療癒的過程。若是這些情況都沒發生，則可考慮增加原本用藥的劑量，或是針對現在的症狀考慮選擇新的用藥。

如何給予順勢製劑？

順勢製劑通常以小顆糖球的形式呈現，成分以蔗糖、乳糖爲主。有時候這些糖球非常小，像蛋糕上灑的碎屑（這些我們稱爲10號糖球），有時候呈現是比較大顆的糖球（稱爲35號糖球）；有時候更大，與阿斯匹靈藥劑一樣大小的錠劑。有些製藥公司甚至將藥溶在液體裡面，通常是以蒸餾水加上酒精的形式保存。這麼多的順勢製劑型態其實在效用方面或是品質上沒有什麼差別。

以乳糖和蔗糖製成的糖球藥對嬰幼兒來說，接受度是相當高的，因爲甜甜的很好吃！有些家長會把糖球或是藥粒弄碎，以確保嬰兒在服用時不會嗆到。順勢製劑應該放在舌下含服，讓它慢慢溶解，雖然咬碎它或是用吸吮的方式也有效，比較不建議將藥物用水吞服。

如果是碎屑大小的糖球，一般建議一次服用5-10顆；如果是較大的糖球，則一次2-4顆，錠劑則是一次1-2顆。用藥方法在順勢製劑的外包裝上都可以找得到。避免用手直接接觸糖球，應該將它旋轉出來置於瓶蓋上，然後拿起來直接倒進口中；如果你想將糖球弄碎以方便嬰兒服用，請用乾淨且乾燥的銀製容器盛裝，之後一定要清洗乾淨以防止藥物的殘留。

理想上在服用順勢製劑的前後十五分鐘內，不要進食或是喝東西（白開水除外）、刷牙、嚼口香糖或是使用咳嗽藥水。雖然這些規定有時候不容易遵守，例如：一個孩子在用餐後突然受傷了，請不要猶豫，當下就可以馬上用藥處理！

順勢製劑最大的好處就是它們是安全的！若嬰幼兒不小心一次吃下整管的順勢製劑，請不要擔心，只有少部分的藥物分子而已，基本上不會造成什麼效用，他們只是吃下比較多的蔗糖和乳糖而已，而非過多的藥物！唯一會有問題的是家長沒有注意孩子的用藥頻率，而讓孩子持續每小時吃一次藥，

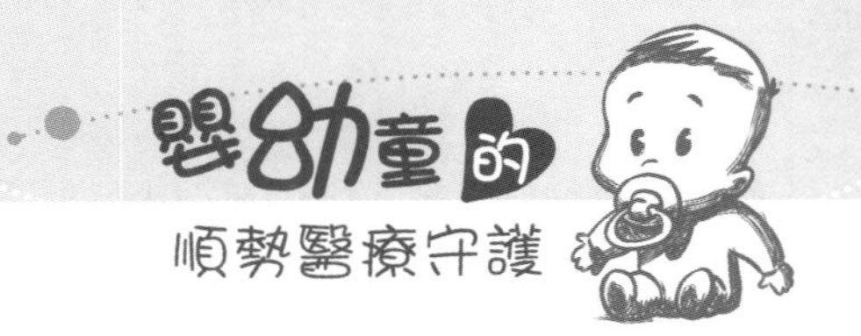

連續吃好幾天，這可能會讓孩子對藥物產生「驗證」（proving）。即使產生這種情況是我們不樂見到的，但是記住，只要停藥後症狀就會很快消失。

服用順勢製劑時，該避免什麼？

順勢醫師發現有一些東西可能會削減順勢製劑的作用，雖然並非總是如此，但是還是建議你的小孩在服用順勢製劑時盡量避免下列東西：

- 樟腦和樟腦製品（常見於潤唇膏或是肌肉鬆弛劑如Ben Gay、Vick's Heet、Campho-Phenique、Tiger Balm、Noxzema）
- 薄荷或是薄荷類製品（常見於漱口水、牙膏、咳嗽藥水）
- 電熱毯（有人認爲電熱毯會干擾身體的神經系統和細微的生理機制）
- 洗牙或是清理牙腔。（理論上有人認爲洗牙和清理牙腔會對牙齒內的針灸穴位點造成強刺激，將會中和順勢製劑的作用，但是我們還不清楚這些是如何影響的。）
- 有些西藥特別是類固醇類的藥，如cortisone、prednizone會使順勢製劑的作用減弱。雖然大部分的西藥並不會有這樣的反應，但是它們會改變病人的症狀，使得我們在找出正確順勢製劑時變得有困難。

順勢醫師發現，有時咖啡同樣也有這種效應，不過對於小孩而言，這不致構成什麼問題。

如何保管順勢製劑？

如果你能妥善保管順勢製劑，它們的勢能將可延續幾十年，甚至更久。這裡有些基本保存的方法：

- 避免長時間接觸太陽照射或是其他強光的刺激
- 避免暴露大於100度的高溫。
- 遠離那些帶有強烈刺激味道的物品，特別是樟腦、香水、樟腦丸。（比較不建議放在藥物箱裡，因爲通常容易有這些味道存在。）
- 避免在更換順勢製劑的瓶蓋時造成污染。
- 雖然有時候你可能會將一些糖球用乾淨的紙包起來，以便於你的孩子在離家時服用，但最好是將糖球留在原來的容器裡，比較容易保存。
- 若不小心糖球掉到地上了，請把它們丟掉，不要再裝回容器裡面。

何時應該尋求順勢醫師的幫助？

這本書著重在如何使用順勢製劑治療一般嬰幼兒常見的急性病症，雖然順勢醫師總是鼓勵家長在急性病症開始時就多使用順勢製劑，但最令家長洩氣的是，他們對處理慢性病症束手無策。

任何孩子重複出現的症狀都應該讓專業的順勢醫師知道，雖然這本書的第三章描述了一些慢性病的情況，有時當下找不到合適的順勢醫師，有些家長就會躍躍欲試地想幫孩子處理他的慢性病；但是要知道，找到一個好的順勢醫師是必要的，就算舟車勞頓也值得！

家長在一些緊急危險狀況發生時，也應該尋求正統西醫的幫助。想要找到一個好的兒科醫師，而他又對順勢醫學或是其他另類療法非常有興趣、抱持著開放的態度，簡直是難上加難，但是值得一試！現在有越來越多專業的順勢醫師是正統西醫訓練出身、自然療法醫師或是其他具備醫療執照的專業人員，你可以在接受治療時享受兩個領域最好的資源。

這裡有一些工具書幫助你決定孩子的症狀何時嚴重到需要尋求醫師的協助：由Steven Shelov編著的《*Care for Your Baby and Your Child*》；還有Benjamin Spock和Michael Rothenberg編著的《*Dr. Spock's Baby and Child Care*》。這些書都含有許多重要的醫學資訊。

好的順勢療法照顧可以帶來孩子健康，這項優點是不容忽視的！不只可以處理孩子的慢性病症，降低急性期症狀的嚴重度和發作頻率，亦可避免其他疾病的產生；同時這本書也對普羅大眾提供了最實用的資訊，你可以在家成功地使用順勢製劑處理急性病症和急性創傷。

對孩子最佳的照顧模式是家長和順勢醫師的共同合作；家長學習如何處理一般常見的急性情況，而將嚴重和慢性病症的處理，交給專業的順勢醫師。這樣的模式對你的孩子而言才是持久又有效的照顧。

Chapter 3 孩子的常見病

大多數的家長在孩子生病的時候，可能會選擇從這一章開始讀，這時孩子已經是迫切的需要幫助。對順勢療法還很陌生的家長，將會對順勢製劑所能達到的效果感到驚訝甚至覺得神奇。

首先，在這一章先查閱你孩子的病症，並閱讀在這個病症下所列出的關於所有順勢製劑的描述，即使你已經找到似乎符合你孩子的順勢製劑，請繼續閱讀其他製劑的描述，你可能會發現更符合你孩子症狀的解藥。

要找出孩子的最佳用藥，你可以用第三章的資訊爲底，用第四章（其內容討論每個順勢製劑的一般特徵）更詳細的資訊作爲補充。在第三章畫底線的藥將是你最常使用的家庭用藥。即使你已經查閱了第四章更詳盡的描述，還是很難找出適合的藥時，那就使用那個字母都大寫的順勢製劑吧！這些是治療孩子相關疾病上成功率相當高的順勢製劑。

大部分順勢藥廠以盒裝的順勢製劑來販售，包含25到50支不等的藥，並以相當優惠的價格出售，通常是你單買一支藥的半價。因爲孩子容易在晚上生病，尤其是較晚的時刻，如果有一盒順勢製劑在手的話，將可以大大地緩解不適。

想要了解這本書所列出的順勢製劑更進一步的資訊，可由參考書目裡的《順勢藥典》（materia medica）著手。

雖然這本書所提供的資訊是針對孩子的病症作描述，但同樣的製劑、相同的劑量對大人罹患同樣的病症時也同樣有效。在這一章裡，**他**和**她**兩個代名詞將會交替出現，這樣的用意是讓大家了解，不是特定的順勢製劑只能用於治療特定的性別；只要症狀符合，就可以使用。

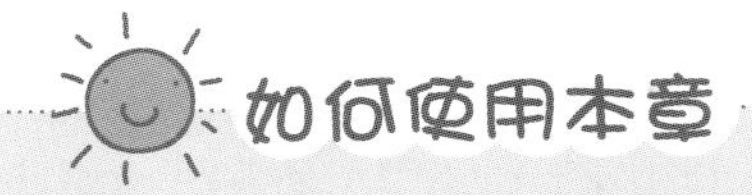

全部大寫字母的藥（**CAPITAL LETTERS**）
＝在特別的病症下最常使用的藥
畫底線的藥（**Underlined medicines**）
＝在第四章有詳盡討論

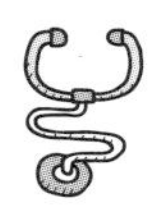

過敏（呼吸道）

（請查閱氣喘、蕁麻疹、消化不良或是過敏的個別症狀）

ALLERGIES（Respiratory）

雖然必須使用專業的體質用藥來深層治癒慢性過敏狀態，順勢製劑對於過敏的急性症狀通常也是有效的。

ALLIUM CEPA：能從洋蔥獲益的孩子有大量的、水樣、刺激性的鼻涕，症狀在溫暖的房間會惡化，在開放空間下會好轉。他們泛紅的雙眼會流淚，但不具刺激性，經常使得孩子想去揉眼睛。鼻腔內疼痛帶有癢癢的感覺，會讓人猛打噴嚏。前額充血性的頭痛可能伴隨過敏症狀出現，這些症狀在潮溼的風吹後會惡化。

Ambrosia：這是在接觸豚草後產生的花粉熱最主要的用藥（Ambrosia是豚草的順勢製劑）。這些孩子會有水樣鼻涕，淚眼汪汪，發癢的雙眼；也可能會有刺激性的喉嚨不舒服和氣喘性的呼吸。

Apis：因熱而惡化的喉嚨腫脹是這些孩子常見的過敏反應，他們無法忍受任何圍繞在脖子周圍的東西，覺得胸部受到緊壓。在臉上會出現蕁痲疹和虛胖的現象、眼瞼腫脹、眼下方會水腫。孩子有時會因無法忍受的癢而深受其害，尤其在夜間的被窩中，他的皮膚可能會覺得腫脹、緊實、緊繃、對觸碰過度敏感。

ARSENICUM：症狀包含有灼熱感的眼淚和鼻涕，通常右側較嚴重。在午夜後更嚴重，呼吸困難期間孩子會在床上輾轉反側，變得極度焦慮。他非常怕冷，待在溫暖的房間裡會比較舒服。很口渴，但一次只會小口啜飲；對光線敏感，猛打噴嚏，可能會有氣喘性的呼吸。

EUPHRASIA：需要Euphrasia的孩子其症狀與需要Allium cepa的孩子恰恰相反：他們有大量的刺激性眼淚，但鼻涕不具刺激性。淚水很多，看起來像是一直在哭。因爲刺激性的淚水使他們的雙眼、雙頰變紅。眼睛的症狀在開放空間會惡化，鼻涕在夜間、躺平和大風的天氣下更嚴重。

Kali bic：當孩子過敏時出現黏稠的黃色鼻涕，此藥價值就顯現了！他們可能會有鼻涕倒流，伴隨黏稠的分泌物和鼻根痛，當按壓時感覺好轉。孩子可能會持續地想擤鼻涕。隨著噴嚏而出的分泌物，會在接觸到冷空氣或是在開放空間中變得更嚴重。孩子可能同時還有咳嗽或是喉嚨腫，喝溫水可以緩解。

Natrum mur：這個藥最常給予那些在每個春秋時節、容易遭受花粉熱之苦、經歷情緒波動，尤其是悲傷之後發展出症狀的孩子們。死亡、離婚、沒有回報的愛和思鄉，這些情緒經常造成一種未全然表達出的感覺，最終導致許多身體上的不舒服；這個藥，此時就派上用場了！這些孩子經常打噴嚏，有大量水樣分泌物從眼睛和鼻子流出，同時也失去了味覺和嗅覺。最後，鼻涕導致慢性鼻腔堵塞和黏稠的白色黏液產生。症狀在早晨惡化，孩子通常咳出許多黏液。乾裂的嘴唇或是皰疹也伴隨著花粉熱症狀產生。

NUX VOMICA：這些孩子是暴躁、怕冷的，在白天會有持續的鼻涕流出，晚上則是鼻塞的。這些症狀在室內會惡化，在開放空間則會紓緩。他們對冷或是沒蓋被、未穿足夠的衣服敏感；經常打噴嚏，症狀有時在孩子被激怒或是疲憊之後產生。

PULSATILLA：這些孩子在白天會流鼻水，晚上則鼻塞，鼻塞在溫暖的房間、炎熱的天氣或是躺下會惡化；而涼爽的房間、開放空間、冰敷則使症狀緩解。孩子的上顎在晚上會癢，她是情緒化且易受影響的，似乎從來不覺得口渴。Pulsatilla常使用在女孩身上多於男孩，然而是個性而非性別決定此藥的使用對象。如果孩子是情緒化、易受影響的，而且渴望被同情，就請考慮使用此藥。

SABADILLA：這些孩子在冷空氣下感覺更糟，會陣發性的打噴嚏，鼻子很癢、不斷的流鼻水，並有泛紅、流淚的雙眼。孩子可能會前額頭痛，或是覺得有東西卡在喉嚨裡，一直想吞口水。就像那些對Pulsatilla反應很好的孩子們一樣，喉嚨很乾但不覺得口渴。似乎總是怕冷的。

Sulphur：孩子在夏季易受花粉熱之苦，且情況在炎熱、陽光下會加劇。在室內鼻子是塞住的，在室外則是不斷的流鼻水。鼻子和雙眼是泛紅的，且分泌物有灼熱感。隨著症狀發展，鼻涕開始會有異味。過敏可以發展成氣喘，尤其在勞累運動後。

Wyethia：這些孩子在口腔上顎和鼻腔後部會有難以忍受的癢；發癢的感覺，使得她乾咳。喉嚨覺得腫脹，會不斷的想吞口水但卻難以下嚥。

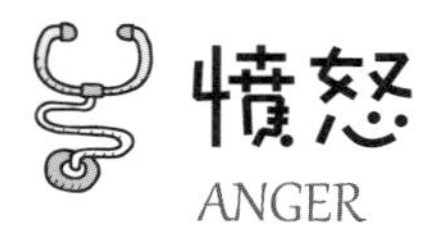

憤怒
ANGER

雖然必須使用專業的體質用藥來深層治癒憤怒的情緒，順勢製劑也經常用來處理因憤怒而產生的急性症狀。當孩子有反覆的憤怒情緒產生，也可尋求專業的心理治療。（參考第四章關於每個藥的「一般特性」，有更多詳盡的資訊。）

Bryonia：適合此藥的孩子脾氣古怪，躁動不安，想獨處。必要的時候，會發牢騷、咬人，讓別人遠離他們。在生氣後容易出現消化不良、呼吸道或是頭痛的症狀。

CHAMOMILLA：需要Chamomilla的孩子對疼痛、其他人甚至對他們自己和各種事物都是「難以忍受的」，更甚者被看或是別人找他講話也是。他們會要求東西，但到手馬上丟掉，只有一個方法可以緩解，就是將孩子抱起或是放在搖籃裡搖，但這只有短暫的效果。這種被動的搖晃可以提供紓緩，然而把孩子放下不搖後，隨即又會開始大叫、哭鬧。個性倔強、摔東西、沒有耐心甚至會去撞牆。雖然像是身體症狀先出現，然後才導致極度的憤怒，但有許多身體症狀會在情緒爆發後產生。

COLOCYNTHIS：這些孩子總是抱怨不斷。除了抱怨，他們也不會找別人談。易怒且沒耐心，容易被任何事物所冒犯。在生氣時或是生氣後經常出現嘔吐、腹瀉、或是絞痛。

IGNATIA：需要Ignatia的孩子在受創後，不會表達他們的情感，也不會站出來爲自己發聲，他們會隱忍憤怒、悲傷或是恐懼，假裝一切都沒事。會以顫抖的形式展露其內在的焦慮。他們經常嘆氣，最終，內在的這股亂流會演變成歇斯底里而爆發。需要Ignatia幫助的孩子不會生氣也不會一直處在生氣狀態，更不是暴力的；他們就是覺得被誤解並拒絕同情。情緒多變：歡笑和淚水夾雜或是交替出現，他們可能現在非常生氣，然後突然就懊悔不已；也可能是無禮且叛逆的，但之後又變得乖巧。

NUX MOMICA：孩子會發脾氣，推開想要阻止他做事的任何人。他在叛逆下成長；好勝，對任何想使他失敗的人感到生氣。脾氣暴躁，喜歡找碴。在生氣之後容易出現消化道症狀（便秘、脹氣、難以消化酸性食物）或是難以入睡。

Stramonium：當孩子無法控制她的憤怒時，就應該考慮此藥。孩子會變得放肆並伴有妄想：她聽到聲音，可能就會宣稱她見到鬼、動物或是死神。她認爲自己曾經被遺棄，或有下墜感。她愛講話，經常大聲咒罵別人。需要此藥的小孩，有些說話會有口吃。

STAPHYSAGRIA：這個藥對於那些把自己問題內化、壓抑憤怒、靜靜地悶在那裡處理問題的孩子有用。但他的情緒只能被壓抑一段時間，終究憤怒還是會爆發。他會顫抖、失聲、扔東西，會要求一些東西，但是一到手就馬上不要；很難集中注意力，筋疲力竭，但卻睡不著。這些孩子與那些因Chamomilla受益的孩子是相當不同的（後者是太躁動不安，很難將所有事情在內心把持住）；與那些因Ignatia而得到幫助的孩子也是不同的（情緒經常搖擺不定，常常唉聲嘆氣）。即使是一點點的冒犯，他也極爲敏感，對他說的每個字，都被視爲有攻擊性。一旦他最終用某種方式把怒氣爆發或表達出來後，又覺得懊惱悔恨。這種類型的孩子一般會在壓抑憤怒或表達他的怒氣不久後開始生病。此藥通常適用於治療被虐待或被性侵的孩童。

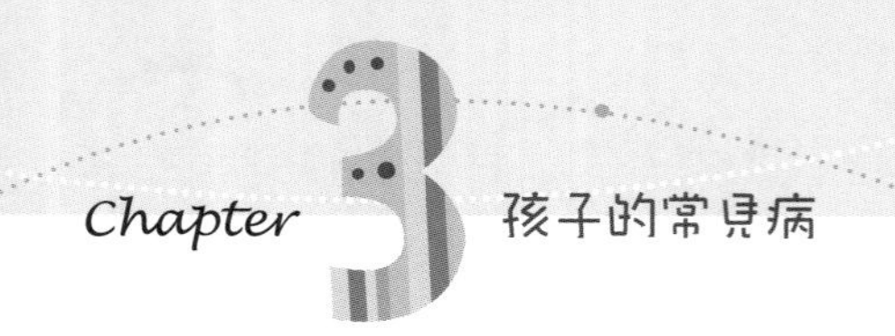

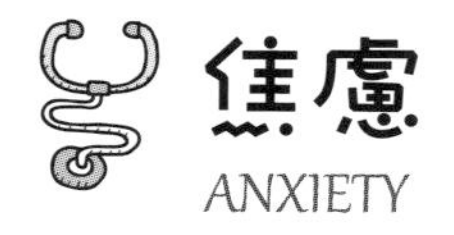

焦慮
ANXIETY

因焦慮產生的疾病，或是伴有焦慮的疾病

雖然必須使用專業的體質用藥來深層治癒長期焦慮，順勢製劑也經常用來處理因焦慮而產生的急性症狀。當孩子反覆產生焦慮的情緒時，專業的心理治療是非常重要的。（參考每個畫底線的藥在第四章的「一般特性」，有更多詳盡的資訊。）

ACONITUM：需要此藥的孩子感到驚慌、沒耐心。他們有無形莫名的恐懼，認為不好的事情會發生。例如：他們覺得自己已經病入膏肓快死了。他們很容易受到驚嚇。

Argentum nit：這些孩子因上台表演或是考試前而產生焦慮，進而發展出身體症狀。很害怕事情會出錯。

ARSENICUM：有一句格言用來形容需要此藥的小孩：「任何值得做的事情是值得矯枉過正的」。她們是完美主義者，對自己的外表挑剔、吹毛求疵，即使在生病的時候也是整整齊齊的。會誇大她的疾病，看起來比她的生病狀態還嚴重。會過分焦慮，幾乎擔心任何事情，尤其是對她有所期望的事。

GELSEMIUM：孩子對考試、比賽前、演講、表演時或是任何需要鼓起勇氣去做的事都感到焦慮，導致腹瀉或是頭痛。會顫抖：當提起東西的時候，他的雙手會顫抖；當坐下或是行走時雙腳會抖動；舌頭伸出時，也會顫動。甚至連聲音都是顫抖的。

IGNATIA：需要Ignatia的孩子在受創後，不會表達她們的情感，也不會站出來為自己發聲，她們會隱忍憤怒、悲傷或是恐懼，假裝一切都沒事。會以顫抖的形式展露其內在的焦慮。她們經常嘆氣，最終情緒會爆發。對瑣碎的事情感到不快，易被觸怒。那些神經緊繃和敏感的孩子在被訓斥之後也可以使用此藥；想家的時候，它也可以紓緩一下情緒。

Lycopodium：孩子在生病的時候，覺得沒有安全感，總是希望有人陪在旁邊；或許不會需要有人坐在她的床邊，但至少一定要有人在附近。此藥對尿床的孩子有效，他們非常緊張，一直擔心別人對他們的看法，或是很怕嘗試新事物。能由此藥獲得幫助的孩子相當傲慢且蠻橫，這是他們隱藏內心深度不安的一種方式，他們很容易難為情、害怕失敗，源自於這種不安全感。他有表演焦慮，在表演之前會誇大自己的能力，但一旦快登台時，他的不安全感會越來越厲害，雖然他很努力隱藏。

Natrum mur：這些孩子對情緒有長期記憶。一旦被傷害，很難忘卻這種傷痛：他們忍住怨懟，受困在過往的問題中。死亡、離婚、缺乏父母的疼愛或是想家，都可能造成未表達出的焦慮，最終導致身體症狀。特別注意的是他們討厭被同情，喜歡獨處。

Phosphorus：孩子非常容易受別人影響：若是周圍的人擔心他的身體，他就變得擔心；當其他人是充滿希望的，他也會滿懷希望。對Phosphorus有反應的孩子會尋求陪伴和情感，特別是他需要同情。他也深受特定恐懼的影響：對黑暗、自己的疾病、打雷、獨處或是蜘蛛感到害怕。感覺恐懼從胃部發生，會因為輕微的因素而發抖，或變得持續躁動不安。

Silicea：這些孩子非常害羞，不敢去嘗試新事物，因爲他們害怕失敗。雖然缺乏自信，但實際上他們是相當聰明的，如果他們願意完成一項事情，是可以做得很好的。需要矽（Silicea）治療的孩子，就像牧草片少了矽而枯萎一般，無法挺身爲自己發聲，除非給他們許多鼓勵。這樣的孩子很容易受驚嚇，也很容易因爲一點小事而生氣。有時候這些瑣碎的小事反而比大事更令他們不快。雖然他既非有攻擊性或是好爭論的，但有可能非常頑固。只要他能按照自己的方式做他想做的事，便能感到非常愉快。

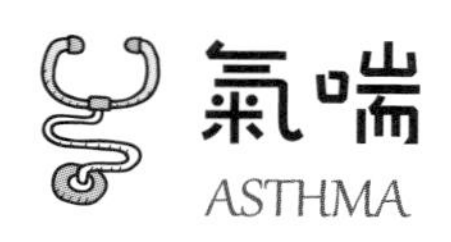

氣喘
ASTHMA

氣喘有潛在的嚴重性，甚至可危及生命，嬰幼兒患有氣喘者應該接受醫療照顧。要知道傳統治療氣喘的藥，特別是類固醇，會損傷免疫系統的功能，導致更多嚴重的健康問題。下列的藥可減少氣喘急性發作時胸部的窘迫感，爲了達到持久的治癒，順勢體質用藥還是必須的。

Aconitum：此藥在氣喘性呼吸開始的最初非常有效。注意伴隨氣喘出現的焦慮、害怕和不安。

Antimonium tart：需要此藥的孩童其特徵性症狀是不斷地咳嗽但無法咳出痰液。這樣的狀況有時在生氣或是被激怒後出現，他們感覺睏倦、無力，且這些症狀在清晨四點會加劇，因爲覺得難以呼吸，所以會想坐起來而非躺下。伴隨這些呼吸困難出現的是焦慮、不安和易怒的情緒。怕冷，但卻無法忍受擁擠、溫暖的房間，比較喜歡涼爽的空間和開窗。此藥很少在疾病開始時使用。

ARSENICUM：不安和焦慮非常明顯。當氣喘持續，孩子會變得越來越害怕，症狀在午夜至兩點時加劇，使得他們在床上輾轉反側。坐直時呼吸最順暢。儘管不安，他還是虛弱無力；怕冷，給予溫暖感覺比較好。覺得口渴，但一次只小口啜飲開水。

Chamomilla：當氣喘是因發脾氣而引起，考慮用此藥。孩子對他的不舒服難以忍受且沒耐心，睡覺時會有強烈的乾咳；呼吸困難可因頭向後仰、冷空氣或是喝冷開水而緩解。

IPECAC：有持續的噁心伴隨咳嗽，胸口有卡嗒卡嗒的痰聲，但無法咳出痰來，孩子會出現喘鳴聲，痰是黏稠且有血絲的。嘔吐可以幫助孩子排出痰，因此有助於緩解症狀。症狀在炎熱、潮溼的天氣下比較差，一點點的動作會使症狀加劇。孩子的四肢會冒冷汗，可能有睡眠障礙，會過度的流口水。

Lobilia：此藥是治療伴隨噁心和嘔吐的氣喘性呼吸。在氣喘發作之前，這些孩子全身都覺得刺痛，甚至在手指、腳趾亦同。接觸冷空氣會使氣喘加劇，覺得胃不舒服，感覺胸骨上有包塊。

Nux vomica：此藥治療伴有胃脹的氣喘效果良好，尤其在早晨或吃過飯後。他的氣喘容易嗆到、焦慮、覺得胃部受壓迫、耳鳴、心跳加速和流汗。有時候花粉熱會引起他的氣喘。感覺必須要鬆開褲帶比較舒服。情緒上他是不安大於害怕。

PULSATILLA：孩子的氣喘性呼吸在溫暖擁擠的房間、溫暖的氣候下或是吃過油膩的食物後出現。會想開窗感受涼爽的空氣，夜晚比較會出現呼吸困難，尤其在飯後。渴望被同情和別人的陪伴。很黏人，覺得自己很脆弱。很容易受別人影響：若父母擔心孩子，孩子就變得更焦慮；若父母對孩子的健康有信心，覺得他很快會好起來，那麼孩子就會好轉。

Sambucus：孩子的氣喘在午夜熟睡時發作，通常清晨三點會因為不舒服而醒。當躺下時，呼吸受阻；坐起時好像喘到氣一樣，可緩解部分症狀，然後呼吸就比較好，但一旦躺下睡覺，症狀又再次加劇。醒來時會大量流汗，睡覺時不會。

Spongia：此藥對於伴有乾咳、犬吠樣哮吼型咳嗽的氣喘有幫助。呼吸道是乾的，沒有痰，聲音是沙啞的。氣喘會因冷空氣、溫暖的房間、抽煙、講話、頭未墊高的躺下、冷飲或是甜食而惡化。症狀在上半夜比較嚴重。即使是少量的熱食或是熱飲，也可以緩解症狀；坐起和身體前彎可達到同樣效果。

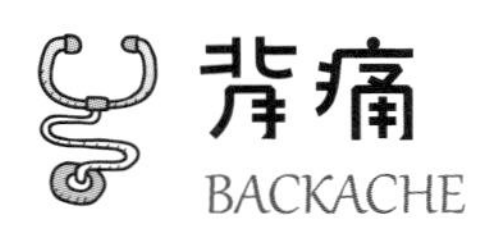

背痛
BACKACHE

順勢製劑對背痛是有效的，按摩、物理治療和其他治療性運動可以輔助順勢療法。

Arnica：當孩子的背痛是因為背肌受傷或過度使用所引起的，考慮此藥。

Bryonia：因為輕微的動作就感到背部疼痛或是刺痛，當不動的時候覺得比較好，雖然在一些極端的個案中，他們仍舊覺得在休息時，背部是痠疼瘀血的。有力的按壓可以緩解部分症狀。

HYPERICUM：當背痛是因受傷，不管是跌倒或是背部碰撞所引起，性質是刺痛的，應該考慮此藥。另一個用藥的適應症是當孩子抬起手臂時，背痛加劇。此藥對於經常運動、脊椎經常受壓的孩子出現的背痛也是非常有效的。

Magnesia phos：孩子背部有針刺痛，對觸碰敏感，熱敷可緩解，此藥有莫大的價值。

Nux vomica：若脖子僵硬和沉重感伴隨消化問題或是頭痛出現，就要使用此藥。對於伴隨便秘的下背痛，它也有效。症狀在早晨、進食後、背部被觸碰時較嚴重。孩子在床上翻身困難，會抽筋，會因輕微的觸碰而加劇症狀。

RHUS TOX：對下背痛而言，此藥是最佳良藥；尤其是開始動作時嚴重，但隨著持續活動，可紓緩的疼痛。對兩肩胛骨中間或是脖子僵硬出現的類似疼痛，它也有效。疼痛和僵硬的症狀在夜間、晨起的那一剎那比較嚴重，有時在寒冷的氣候下嚴重，在炎熱的氣候下好轉。背痛可能因肌肉過度使用、提重物或是受傷而引起。背部在淋濕或是著涼後變得僵硬。

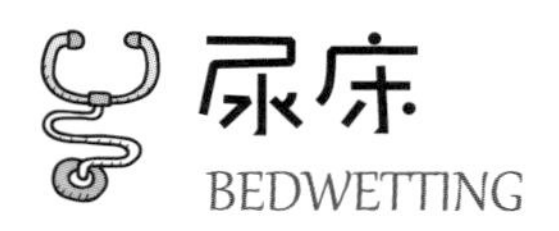

尿床
BEDWETTING

如果已經不尿床的孩子又開始出現尿床，應該做尿液培養以排除腎臟疾病。要完全治癒這個問題，專業的順勢療法是需要的，雖然下述順勢製劑能提供某種程度的緩解。行爲和心理治療也有所幫助。

Belladonna：當孩子著涼時或發冷時，他會滴尿。排尿時，整個尿道會有灼熱痛。會作些奇怪的夢，經常夢到在排尿。

Causticum：尿床通常在冬季比較厲害，夏季則好轉。會伴隨各式各樣的恐懼，特別是害怕不好的事情要發生。很怕摸黑上床。咳嗽或是打噴嚏，甚至大笑時都有可能尿濕褲子。

EQUISETUM：這個藥是給予那些沒有特別理由而尿床的孩子使用，他們已經變成一種習慣。當孩子沒有其他明顯的症狀時考慮此藥。如果孩子尿床伴有奇怪的夢或是作惡夢，也可以用這個藥。孩子經常夢到一群人。這個藥通常使用低勢能（3或是6c）。

Ferrum phos：這個藥對於容易在白天尿濕褲子的孩子相當有效，特別是在站立時有股強烈的衝動想排尿。這股衝動在躺下時減少很多。

Kreosotum：孩子突然有股強烈的衝動想排尿，但來不及起身去廁所時，可以考慮用此藥。這樣的孩子容易在上半夜尿床，有時他們也會作正在排尿的夢。

Lycopodium：適合此藥治療的孩子，經常擔心別人怎麼看待他們。害怕嘗試新事物，容易在溫暖且擁擠的房間裡睡覺時尿床。喜歡開窗睡覺。

Pulsatilla：當孩子沒有排尿的衝動感時，他無法在床上躺平。此藥對於正患痲疹或是痲疹痊癒後的孩子尿床時也是有效的。

Sepia：孩子尿床的時間是在上床睡覺後不久，或是剛剛天黑時。如果可以幫助孩子在晚上十點前都不尿床的話，很有可能整晚都能保持乾淨。

SULPHUR：孩子睡覺時會將雙腳露出棉被外。喜歡開放空間、會在清晨五點起床、有生動活潑的夢。（請參考第四章關於這類型孩子的「一般特性」，有更多詳盡的資訊。）

嬰兒出生時所受的外傷

BIRTH TRAUMA

ACONITUM：當母親非常害怕生產時，可以給予此藥讓她冷靜。嬰兒出生後，也可以用此藥幫助他減少因爲整個焦慮的生產過程所帶來的恐懼。

ARNICA：這是主要的生產外傷用藥，建議母嬰都要用。對於母親在生產時胎兒下墜牽扯造成的肌肉疼痛有效，也可以幫助子宮收縮。同時，可以幫助生產過程中或是產後子宮止血。

Hypericum：對於頭、脊椎、手、腳或是神經在生產時所造成的傷害有效。

Natrum sulphur：有助於治療生產時嬰兒頭部外傷所引起的持續慢性症狀。

STRAMONIUM：因生產外傷造成的嬰兒痙攣，首先要考慮此藥。這樣的嬰兒在夜晚會頻頻醒來，感覺非常害怕。

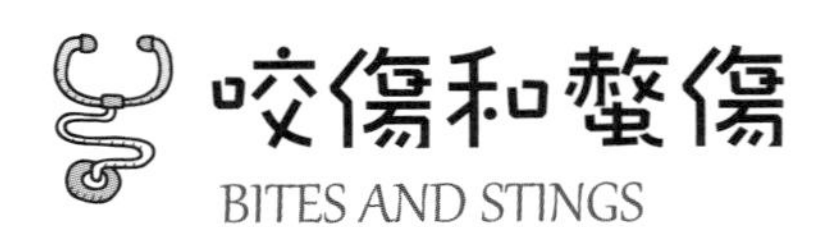

咬傷和螫傷
BITES AND STINGS

APIS：此藥對泛紅、發炎的昆蟲叮咬傷所造成的灼熱感或刺痛有效。症狀在熱敷時會惡化，冰敷則可緩解。

Hypericum：當被叮咬後，孩子出現尖銳的刺痛使用此藥。

LEDUM：對蚊子、蜜蜂、黃蜂、蜘蛛和老鼠叮咬所造成的癢，此藥是最常使用的。這種癢可藉由冰敷緩解，對觸碰敏感。

Staphysagria：適用於被蚊子或其他昆蟲咬傷，奇癢難忍，需要不斷拍打。

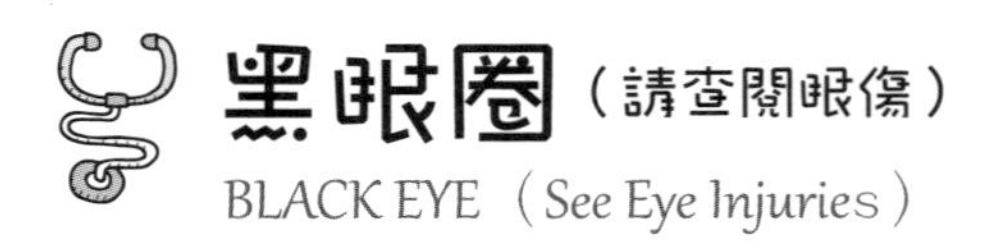

黑眼圈（請查閱眼傷）
BLACK EYE（See Eye Injuries）

膀胱感染（膀胱炎）
BLADDER INFECTION（Cystitis）

最近的研究顯示**任何**有膀胱感染的的孩子，應該要更進一步作醫療追蹤，檢查是否有尿道異常。

<u>**Aconitum**</u>：此藥在膀胱感染一開始出現症狀時就要使用。排尿灼熱且疼痛，甚至會讓孩子尖叫。典型症狀是孩子會感到非常口渴。

Berberis：因爲任何動作或是觸碰都讓孩子感覺疼痛的膀胱炎，請考慮使用此藥。孩子在排尿過程中覺得灼熱感和刺痛，甚至不排尿時，膀胱也痛。

<u>**CANTHARIS**</u>：孩子有突然且經常性想排尿的衝動，但一次只能尿一點點；在排尿過程的前、中、後段，每一滴尿都帶有燒灼感的疼痛。她會動來動去，經常改變姿勢、坐立難安。她的尿可能會帶著紅色，應該是尿裡有血。

Equisetum：孩子快排完尿時，覺得尿道有燒灼痛，有強烈的慾望想排尿，但是一次只能排出少量。

<u>**PULSATILLA**</u>：此藥是給予那些在炎熱氣候下，孩子突然被冷到後產生的膀胱炎使用。她經常尿急，在排尿前和排尿過程中都覺得疼痛。咳嗽、打噴嚏或是大笑後容易漏尿。孩子是情緒化、容易流淚的。渴望情感和被同情，討厭溫暖的房間、口不渴。

SARSPARILLA：孩子感覺在排尿最終段有無法忍受的疼痛，坐著排尿有困難，只能一滴滴的排出。有時他尿急，感覺很痛，卻無法尿出來。站立排尿比較容易且比較不疼。

<u>**STAPHYSAGRIA**</u>：孩子受到虐待或是性侵、受到侮辱、壓抑憤怒後產生的膀胱炎，就應考慮此藥。即使沒有排尿，他們也感到尿道有燒灼感，經常想排尿。

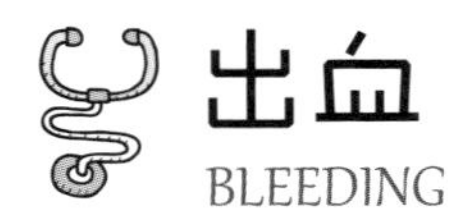

出血
BLEEDING

順勢製劑若能正確開立處方，是可以馬上止血的！急救首重止血，盡可能的給予按壓或是冰敷。如果有大量失血，應儘快尋求醫療救援。內出血應儘速送醫。

Aconitum：當出血伴有不安、焦慮和害怕首先考慮此藥。

ARNICA：孩子受傷出現休克或是外傷請給此藥。它對內出血和外出血都相當有效。

CALENDULA：外敷Calendula可減少或停止出血並預防感染。對牙齒出血也有用；可讓孩子用Calendula的酊劑漱口。

HAMAMELIS：當孩子因切割傷或受傷而大量出血，此藥就像Arnica一樣迅速起效。對鼻子大量出血，它也是第一個考慮的用藥（第二考慮用Phosphorus）。若出血的過程中或是止血後，在患處有嚴重的痠痛，此藥便能馬上紓緩。對於孩子眼白因爲血管破裂而變紅，它也是適應症之一。雖然孩子痔瘡不多見，一旦孩子有這個問題，它也可以用來治療，尤其是出血性痔瘡。

Ipecac：若孩子經常流鮮紅色的鼻血考慮使用此藥。它也對伴隨噁心、頭暈或是窒息感（很難深呼吸，有時需要別人幫他搧風才覺得有吸到氧氣）所出現各式各樣的出血有用。

Phosphorus：孩子經常流鼻血，屬於Phosphorus體質。（參考第四章此藥的「一般特性」）。它也是牙科止血的首要順勢製劑。

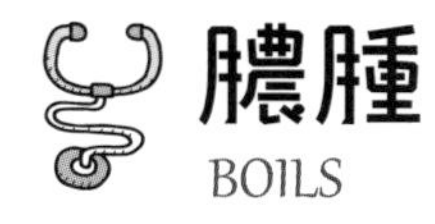

膿腫
BOILS

BELLADONNA：這些孩子有發熱、疼痛、發亮的紅色膿腫。此藥通常在膿形成之前給予最有效。

HEPAR SULPHUR：當膿腫對觸碰極度敏感，此藥非常有效。通常感覺皮膚下有條索狀，這也對任何小傷變成的膿腫有效。

SILICEA：此藥對於因輕微搔抓而形成的膿腫有效。

Sulphur：孩子的膿腫呈紅色且溫度高，有時簇集出現，或是前一批膿腫已經好了，消失不見，馬上又長新的膿腫。通常膿腫突出的地方被紅色或是紫色的圓圈包圍著。這些膿腫經常發生在臀部。孩子的皮膚乾燥且易脫屑，看起來髒髒的。

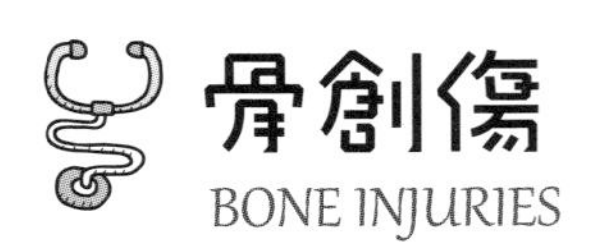

骨創傷
BONE INJURIES

在受傷後送醫的途中，或是骨頭已用支架、副木固定好，就應該開始使用下列的順勢製劑。用藥期間不超過十四天。

Arnica：此藥在骨外傷休克時馬上給予。

Bryonia：對於肋骨骨折，此藥是首選。即使用了Arnica、Symphytum、和Calcarea phos，骨折或是其他骨傷造成的疼痛仍一直持續，就使用Bryonia治療。

Calcarea phos：當骨折癒合緩慢，在給予Symphytum後，可使用此藥。

RUTA：骨膜、膝蓋、小腿或是手肘的損傷都應該用此藥治療。

SYMPHYTUM：此藥是加速骨頭癒合的首選藥，對顴骨、眼部周圍的骨損傷也是。

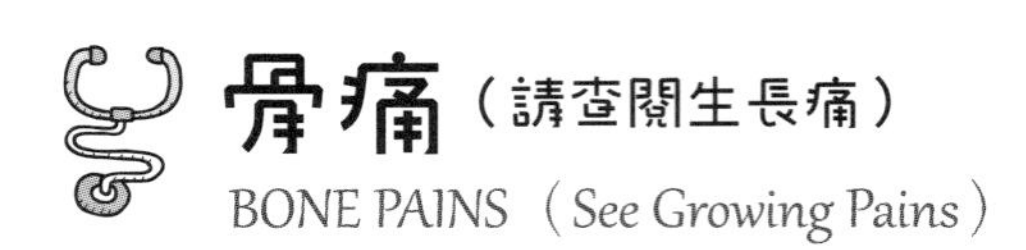

骨痛（請查閱生長痛）
BONE PAINS（See Growing Pains）

氣管炎（請查閱咳嗽）

BRONCHITIS（See Cough）

（請查閱咳嗽）

瘀傷

BRUISES

ARNICA：在外傷後休克，此藥是首選。它可以幫助身體吸收皮下的血液。除了口服藥，也應該使用外敷的Arnica凝膠、噴劑或是軟膏，但前提是皮膚完整無傷口。

Bellis perennis：對於內臟或是乳房受傷瘀血，此藥是主要用藥。

HYPERICUM：對於神經損傷，或是富有許多神經支配的部位損傷有效（如背部、手和腳）。

Ledum：當Arnica作用不佳時，此藥可以幫助瘀青退色。對於黑眼圈或是被硬物拍擊到而受傷，此藥是首選。當傷口摸起來冷冷的，但熱敷特別是被窩的溫暖會使其惡化時，它也是最佳用藥。傷口對觸碰敏感。

Ruta：骨膜、膝蓋、小腿或是手肘的損傷可使用此藥治療。對於瘀青造成皮下有硬節產生，它的治療效果也不錯。

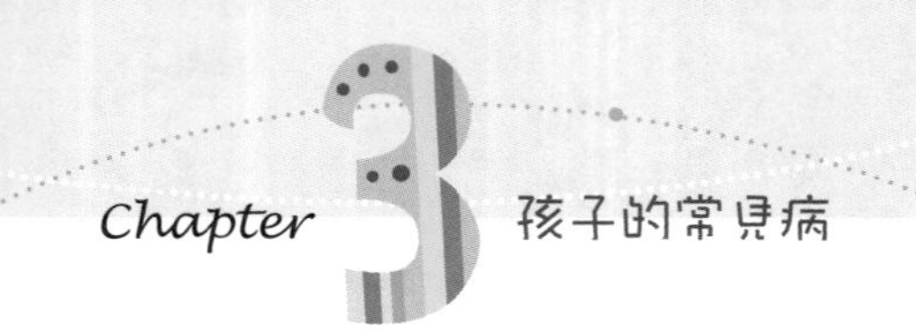

SYMPHYTUM：像Ruta一樣，對骨膜瘀傷有效。（雖然此藥對骨折的效果也很好）。瘀傷處的皮膚呈現深黑和藍色。

燒燙傷
BURNS

最常見的是一度燒燙傷：皮膚紅且有疼痛。二度燒燙傷會出現水泡，伴隨著皮膚紅和疼痛感。當皮膚的所有層都燒傷，且皮膚呈現白色或是焦黑狀，則為三度燒燙傷。任何三度燒燙傷和危及身體重要部位的一、二度燒燙傷，都應儘速就醫。雖然有些人覺得晒傷不必就醫，但是孩子過度的晒傷就值得注意！

CALENDULA：這是一度燒燙傷和先前燒燙傷所留下疤痕的首選藥物。對晒傷，它也是不錯的外用藥。可以稀釋的酊劑、噴霧或是凝膠外敷。

CANTHARIS：此藥是對於燒燙傷所致的疼痛有用，特別是嚴重如二度、三度燒燙傷。使用酊劑時需要醫生的處方（這是因為內服酊劑是有毒的），此藥不管是以勢能化內服或是外敷，或是使用兩者，對燒燙傷都是有幫助的。內服或是外敷此藥對晒傷是有效的。

Causticum：這是二度燒燙傷的內服藥。

URTICA URENS：此藥可以減低一度燒燙傷的疼痛，包括晒傷，並可以加速皮膚復原的過程。它可以用6c或是30c的勢能內服，搭配酊劑外敷。

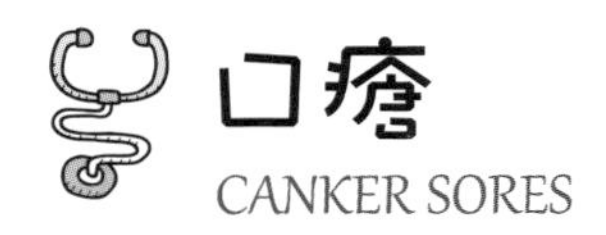

口瘡
CANKER SORES

BORAX：不管舌頭或是口腔內的口瘡，這是主要用藥。應內服。

CALENDULA：使用稍微稀釋的酊劑漱口。

CALCAREA CARB：適用於新生兒鵝口瘡。

Mercurius：當孩子口瘡伴有過度的流口水，這是最適合的藥。（如果沒有過度的流口水，使用Borax）。

SULPHURIC ACID：嬰兒出現口瘡，這是第一個應考慮的用藥。

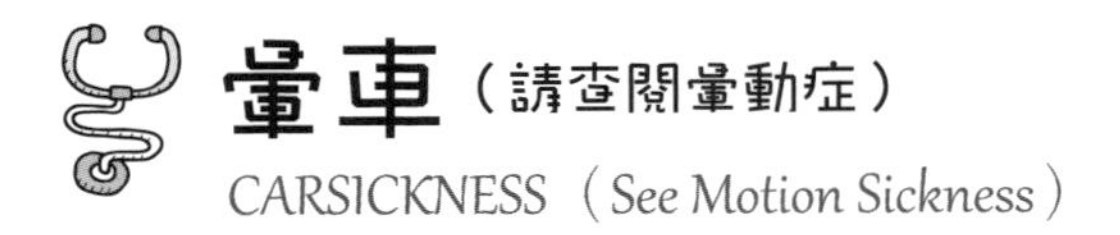

暈車（請查閱暈動症）
CARSICKNESS （See Motion Sickness）

水痘
CHICKENPOX

ACONITUM：對於水痘初期出現發燒、不安和口渴考慮此藥。

Antimonium crudum：這些孩子最大的特徵就是在舌頭出現白苔，且他們是易怒的。另一個適應症是孩子在洗澡後或是碰了水、夜晚和被窩的溫暖，引起會癢的丘疹和膿疱。孩子覺得像有痱子，會因運動和溫暖使症狀惡化。

Apis：孩子發癢和疼痛的水痘會因爲熱和待在溫暖的房間而惡化；冷或在涼爽的空間裡則會紓緩。

Belladonna：對於伴隨水痘出現的嚴重頭痛、臉潮紅、皮溫增高、嗜睡但難以入眠等症狀，可以使用此藥。

RHUS TOX：這是水痘最常使用的治療藥。孩子奇癢難耐，特別在夜間和搔抓後，極度坐立難安。

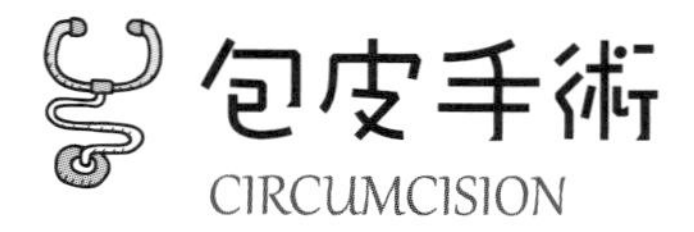

包皮手術
CIRCUMCISION

ARNICA：在手術前、後都應給予此藥，以降低休克的發生。

STAPHYSAGRIA：此藥可緩解手術的疼痛。在手術完畢給了Arnica之後的三十到六十分鐘馬上服用。

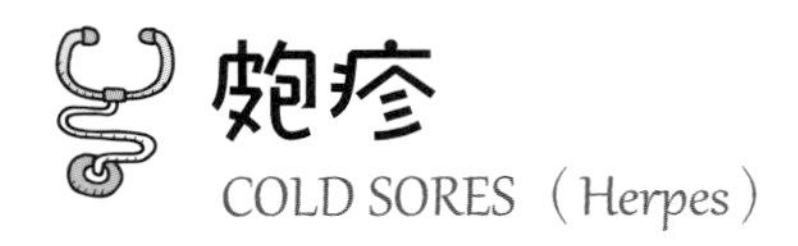

皰疹
COLD SORES（Herpes）

雖然下列順勢製劑在減少急性皰疹的出現上是相當有效的，但還是應該尋求專業的順勢醫師作體質治療，以防止皰疹再發。

Mercurius：對於孩子出現皰疹、不斷流口水時，考慮此藥。可能伴隨出現高燒。

NATRUM MUR：嘴唇上有皰疹，嘴唇極度乾燥，且覺得非常口渴。可能在情緒波動後開始出現皰疹。可以考慮先用6c勢能，如果效果不佳，再用Rhus tox。

RHUS TOX：雙唇是乾燥且有裂痕的。睡不好。

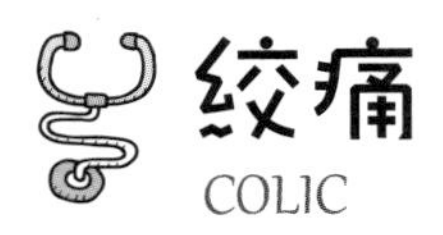

絞痛
COLIC

AETHUSA：當嬰兒無法消化牛奶，引起絞痛、腹瀉、噁心或是嘔吐。孩子會將牛奶，或一小時內進食的其他食物與飲料吐出，有時候伴有噴射性的嘔吐。嘔吐物通常含有黃色或綠色的凝乳。嬰兒會流汗並覺得非常虛弱，變得不安、焦慮和愛哭。

Allium cepa：若嬰兒出現伴有感冒症狀的絞痛，考慮此藥。

BELLADONNA：嬰兒抽搐的症狀來得快去得也快。會尖叫，不自覺的將身體前彎或是背部往後拱起。腹部摸起來熱熱的。非常不安，可能有便秘。

Bryonia：因動作或是重壓而使絞痛加劇的嬰兒，可以使用此藥。疼痛會使他們非常躁動不安。症狀會因為被觸碰或是待在溫暖的房間而惡化。孩子喜歡躺著不動，膝蓋彎曲，而放鬆腹部。

Calcarea carb：此藥對於Calc型的孩子非常適用（查閱第四章「一般特性」）。孩子怕冷、容易流汗、有酸臭味和酸性分泌物產生。症狀會因接觸冷空氣而惡化。

CHAMOMILLA：通常給予易煩躁、有絞痛且正在長牙的孩子使用。腹部脹氣，排氣並不會緩解症狀。孩子會將身體蜷起、踢叫。腹部對觸碰非常敏感，對於熱敷或是被抱起、搖晃可使症狀稍微減緩，但只是暫時的。孩子會嘔吐或是反胃，可能還會冒冷汗。有綠色、腐臭味、含未消化食物的腹瀉。

COLOCYNTHIS：孩子會將身體蜷起來，如果有人要將她從這個姿勢抱起來，他會大聲哭叫。可因按撫覺得紓緩，不管是用她自己的拳頭按壓腹部、倚靠著某物或只是貼著肚子趴著都可以。同時，會因為痛而滾來滾去、躁動不安和易怒。特別在吃水果後，可能會出現腹瀉。

Lycopodium：不論何種食物，孩子進食後會脹氣；不喜歡任何束縛她肚子的東西，因為這樣的壓力會加劇症狀。症狀在下午四點到八點之間最嚴重，有時會在清晨四點因絞痛而驚醒。溫熱飲可以紓緩部分症狀，但冷飲、牡蠣、牛奶、豆子、包心菜和糕點會使症狀惡化（不管間接從母乳獲取或是嬰兒直接食用）。溫暖的房間會加劇症狀，喜歡開放的空間。

MAGNESIA PHOS：嬰兒喜歡躺成雙膝蜷起的胎兒姿勢。熱敷、熱飲、身體蜷起或是進食會使她舒服些，雖然腹部脹氣，但不會因打嗝而緩解。脹氣會使得孩子想要鬆開她的衣褲。

NATRUM PHOS：當沒有其他特徵性症狀指向其他用藥時，此藥是絞痛的一般用藥之一。

Nux vomica：給予那些想吐但吐不出來且躁動不安的嬰兒使用；她想用力排便也排不出來。在進食後症狀會加劇，非常怕冷，喝母奶的孩子會在媽媽進食油膩、辛辣的食物或是喝酒、吃藥（不管是一般藥品或是毒品）後出現症狀。

PULSATILLA：嬰兒在夜晚進食後出現腹脹；特別是嬰兒或哺乳媽媽食用水果、油脂、糕點、或是冰淇淋後。孩子的腹部會咕嚕咕嚕作響。腹瀉和便秘交替出現，糞便的型態也一直在改變。腹瀉可以是水樣、綠色的，在晚上更嚴重。孩子被抱起或是輕搖，可紓緩不適。

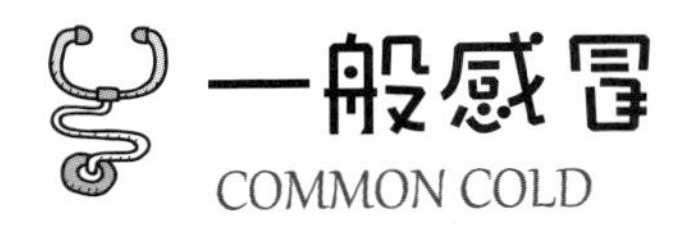

一般感冒
COMMON COLD

不是所有的感冒都需要治療，因爲這是身體對抗感冒病毒的自然健康反應。如果症狀嚴重影響到孩子、一直未見好轉或是孩子需要參加某個特別的活動，不可以有呼吸道問題時，才考慮治療。

ACONITUM：此藥主要在感冒最初的24小時內發揮作用。孩子會在接觸乾冷氣候後感冒或是咳嗽。會因爲乾而哮吼型的咳嗽醒來，特別在夜間或是午夜後變得更嚴重。嘴巴乾、呼吸短促，無法吐口水。咳嗽在冷空氣下、喝冷水、吸到菸味、側躺和夜間會惡化。

ALLIUM CEPA：當孩子有大量、水樣、鼻腔有燒灼感的鼻涕時，此爲常用藥。待在溫暖的屋內會使症狀惡化，而開放空間會紓緩。鼻涕對鼻腔有刺激性，輕輕擦拭鼻子也會造成疼痛。也會出現大量不具刺激性的淚水，眼睛泛紅，會想去揉；鼻腔內疼痛、有發癢的感覺，會不斷想打噴嚏。有時鼻涕從左側開始然後換到右側。孩子前額偶而會有充血性頭痛。

Anas barbariae：雖然此藥（商品名爲Oscillococcinum）主要是治療流行性感冒，但是順勢醫師發現它對一般感冒也有幫助。它並非用來治療個別症狀，當一有感冒的徵象或是不知道該給什麼藥的時候，就馬上服用。在症狀開始的48小時內服用，非常有效。

Arsenicum：孩子的鼻涕具燒灼感，對鼻腔和上唇有刺激性。怕冷、對氣流敏感。任何溫度的改變都會使他打噴嚏。感冒會從鼻腔症狀開始然後轉到喉嚨（一旦胸腔症狀出現，就要換藥了）。嘴巴乾，令他相當口渴，但一次只啜飲幾口水。

Belladonna：當鼻涕突然停止，取而代之的是充血性、抽動的頭痛和高燒時，考慮此藥。

Bryonia：就像是需要Belladonna的孩子一樣，鼻涕量很少或是沒有，但前額有明顯的鈍痛。孩子經常打噴嚏，會造成頭頂刺痛。鼻涕越少，頭痛就越厲害。口乾，喉嚨也乾，可能有乾咳。非常口渴，想喝冷飲。在溫暖的房間感覺更糟。

Calcarea carb：此藥適合那些經常感冒、屬於典型Calc carb型的嬰幼兒。（參閱第四章此藥的「一般特徵」）。孩子怕冷，對任何冷的東西都敏感，雖然他喜歡喝冰飲。受寒後會感冒，很會流汗且汗有酸臭味，糞便也是。他們皮膚白皙，身材矮胖，肌肉張力低。可能有喉嚨痛，同時伴有扁桃腺和淋巴結的腫大。鼻涕是黃色黏稠的，因爲有痰卡在喉嚨或是胸腔，呼吸時有雜音。

EUPHRASIA：孩子有大量具燒灼感的眼淚，但是鼻涕不具刺激性。因爲眼淚具刺激性，眼白和臉頰因此會變紅。眼睛症狀在開放空間會變得更厲害。大量的鼻涕通常伴隨打噴嚏，在夜間、躺平或是有風的氣候下會加劇。在大量流鼻涕後的一、二天，感冒症狀轉往咽喉發展，咳嗽變得厲害、聲音沙啞。咳嗽在白天較嚴重，躺下時可以紓緩。

Ferrum phos：此藥對那些感冒伴有流鼻血，或是鼻涕有血絲的孩子有效。

Gelsemium：孩子有水樣鼻涕，打噴嚏，鼻根有腫脹感。這樣的感冒可能會有發燒、身體疼痛、全身無力、後腦杓疼痛，有時喉嚨痛的症狀也會一起出現。

Hepar sulphur：此藥對於那些接觸一點點冷空氣就出現打噴嚏症狀的孩子使用。鼻涕是黃色黏稠的，鼻腔和鼻骨感覺痠疼。鼻腔對冷空氣敏感。有時孩子會同時伴有頭痛，對觸碰敏感、易怒。

Kali bic：特徵是具有粘韌性的黃色絲狀黏液。鼻涕很厚稠，有可能會有鼻涕倒流，鼻根會痛，當按壓時可紓緩疼痛。孩子會一直想擤鼻涕。伴隨噴嚏的分泌物，會因接觸冷空氣或是在開放空間而變得嚴重。有時喉嚨腫大，喝溫水可以緩解疼痛。可能同時伴有咳嗽出現。

Natrum mur：此藥最常給予那些反覆感冒、症狀符合Natrum mur特徵的孩子，孩子在情緒波動，尤其是悲傷之後出現症狀。死亡、離婚、缺乏父母的疼愛或是想家，都可能造成未表達出的悲傷，最終導致身體症狀。孩子常打噴嚏，有大量的水樣分泌物從鼻子和眼睛流出，他也會失去味覺和嗅覺。最終，鼻涕會演變成厚稠的白色黏液造成慢性鼻塞。早晨症狀嚴重，孩子經常會咳出黏液，乾裂的雙唇或是皰疹也會伴隨感冒出現。

Nux vomica：孩子在進食過量食物、酒精性飲料、藥物（一般用藥或是吸毒）、或是在長期的精神情緒壓力後出現感冒。水樣鼻涕和鼻塞會交替出現。分泌物經常在白天不斷地流出，夜間會鼻塞。此藥也是新生兒出現鼻塞聲的常用藥。

PULSATILLA：此藥通常給予得到急性或是慢性感冒的孩子。特徵是有厚稠、黃綠色、不具刺激性的黏液（分泌物不會刺激鼻腔或是皮膚，也沒有燒灼感）。鼻塞在夜間較嚴重，特別是躺平時，以致孩子在睡覺時用嘴呼吸。鼻塞在兩側交替出現，溫暖的房間會使症狀惡化，開放空間則可紓緩。有時孩子在進食過量油膩的食物後感冒。儘管嘴巴乾，孩子卻一點也不口渴。此藥常用於新生兒有鼻塞聲，特別是當鼻涕是黃綠色時使用。適用此藥的孩子是情緒化、敏感且易受傷害的。他們情緒多變、容易哭泣。渴望情感和被同情，總覺得得到的不夠。很容易受別人影響：若父母擔心孩子，孩子就變得更焦慮；若父母對孩子的健康有信心，覺得他很快會好起來，那麼孩子就會好轉。

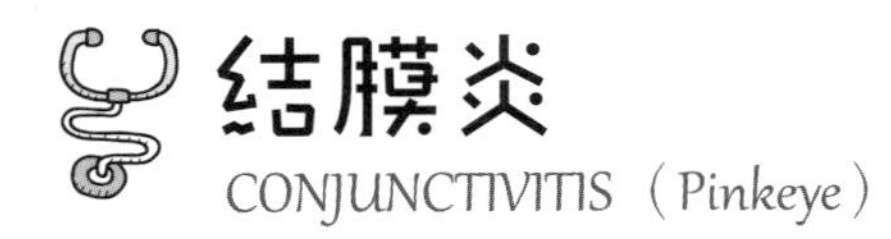

結膜炎
CONJUNCTIVITIS（Pinkeye）

Apis：孩子雙眼發癢、發熱，熱淚盈眶。眼瞼是腫的，特別是上眼瞼，下眼瞼也可能有袋狀的水腫出現。眼瞼對觸碰敏感，覺得像是有沙子在眼睛裡。對亮光過度敏感，但無法忍受眼睛被蒙上。此藥對於被雪地刺眼的陽光灼傷有特殊的價值。它也是嬰兒結膜炎的常用藥。

Arsenicum：孩子通常有鮮紅、充血的雙眼。眼睛覺得發熱和刺痛，淚水豐沛，會因爲亮光而加劇症狀。

BELLADONNA：孩子有粉色甚至紅色的雙眼。雙眼有灼熱痛，瞳孔放大，對亮光過度敏感。

Calendula：將此藥與內服藥一起使用。將一份Calendula酊劑加十份的水稀釋，像點眼藥一般，滴幾滴到眼睛。它也對任何眼睛的創傷有效。

EUPHRASIA：對那些因爲過敏而產生的結膜炎有幫助。眼瞼痠痛，可能會出現化膿性分泌物，一直想眨眼睛。

Ferrum phos：此藥應在結膜炎的初期、出現一些特徵性症狀的時候給予。

Hepar sulphur：當眼睛和眼瞼對觸碰或是冷空氣、冰敷敏感時，考慮此藥。孩子可能會有大量的分泌物，對亮光過度敏感。

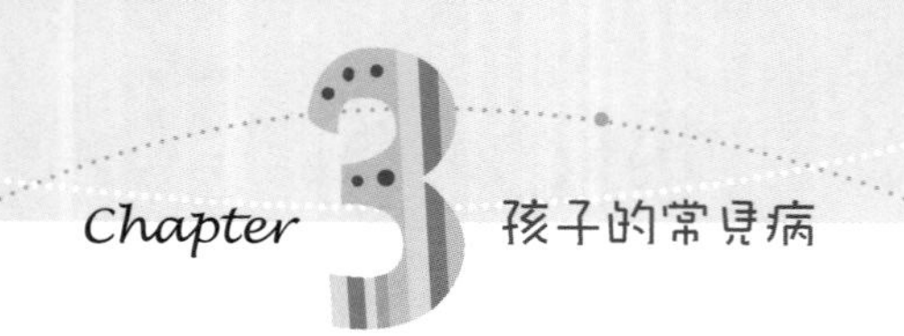

Mercurius：很少在結膜炎剛發病的時候給這個藥，通常是在孩子出現紅眼睛好幾天時才用。會有大量刺激性、燒灼感的分泌物，夜間和高溫會使症狀加劇。

Pulsatilla：孩子的眼睛在夜間會發癢和灼熱，在開放空間會大量流淚。在清晨起床時，可能會有黏稠的黃色或是白色分泌物，把上下眼瞼沾粘起來。雙眼對亮光非常敏感，冰敷可紓緩。

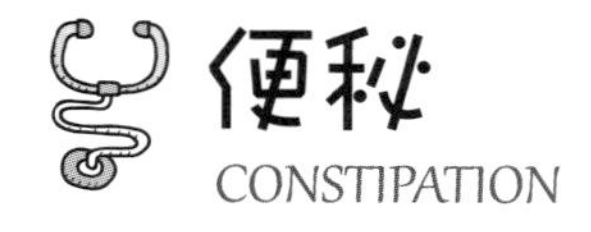

便秘
CONSTIPATION

順勢藥物對於便秘的急性症狀是有效的。也建議多攝取高纖維的食物。

Alumina：孩子沒有想排便的衝動，甚至排少量軟便對他而言也是很大的困難。糞便通常是乾硬、有結節的，會覺得直腸痠痛、乾燥，有時會發炎。孩子可能在吃過用鋁製容器煮的東西後出現便秘。雖然他的便秘會因爲澱粉（特別是馬鈴薯）而加劇，但他還是想要吃乾飯、乾糧和馬鈴薯。不僅排便拖拖拉拉，孩子也是全身無力。

BRYONIA：孩子有大且硬的乾糞便，很難排出。通常有白色舌苔。孩子脾氣古怪，喜歡獨處。任何移動會使症狀加劇，所以孩子會盡可能的保持不動。對光線敏感，較喜歡坐在暗室。溫暖的房間和熱度會加劇症狀，喜歡開放空間和涼爽的房間。嘴巴和喉嚨是乾的，相當口渴，想喝冷飲。

CALCAREA CARB：有時孩子反而覺得便秘時他比較舒服；若是如此，請考慮此藥。孩子聞起來有酸臭味，糞便、汗液、嘔吐物也是。身體疲倦、缺乏精力。特別喜歡吃水煮蛋、碳水化合物、冰淇淋、甜食和鹹食。甚至可能喜歡吃一些難以消化的東西，如粉筆和灰塵。想要冰飲（越冰越好），討厭熱食、黏稠的食物和大鍋菜。不喜歡牛奶，可能對此過敏。對牛奶的過敏會導致便秘、腹瀉、消化不良或其他問題。

NUX VOMICA：孩子的便秘伴隨著一種持續、無效的排便衝動，感覺怎麼樣都排不乾淨。有時在進食過量的食物、藥物或是經過長期的心理情緒壓力後發生便秘。孩子想將褲頭拉鬆，同時會覺得噁心、嘔吐，但吐過之後，感覺紓緩。也可能會出現胃酸逆流、脹氣或是頭痛。

Sepia：就像需要Nux vomica的孩子一樣，需要Sepia的孩子其便秘也是具有無效的排便衝動。最終當糞便排出，雖然是相對的軟便，但還是需要花很大的力氣。可能會感覺直腸像是有個球卡在那裡。這些孩子對牛奶或是奶製品會消化不良、便秘或是鼻塞。

Silicea：若孩子的糞便是欲排又止，又縮回直腸內，考慮此藥。孩子排便困難，甚至軟便也如此。在極端的個案中，他根本不想排便。怕冷、討厭寒冷，卻喜歡冷食和冷飲，討厭溫熱的食物。可能他也會喜歡難以消化的食物，像是泥土和粉筆。

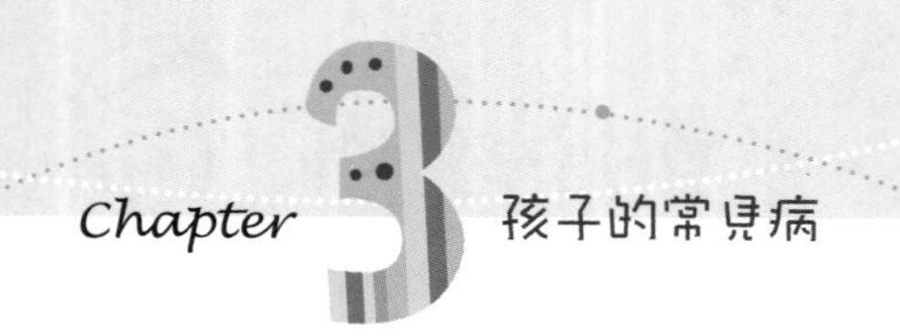

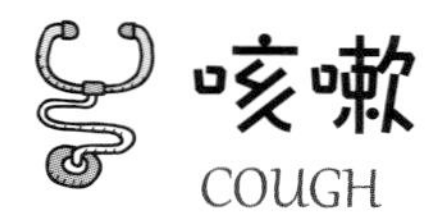

咳嗽
COUGH

有慢性呼吸問題時，雖然必須使用專業的順勢體質用藥治療，但順勢製劑也對咳嗽的急性症狀相當有效。

ACONITUM：孩子因沙啞、哮吼型乾咳從睡夢中醒來，容易在夜間和午夜後症狀嚴重。多半在乾冷氣候下感冒或咳嗽。隨著乾咳，會出現口乾和呼吸短促。通常非常口渴。咳嗽會因寒冷、喝冷飲、聞到菸味、側躺、夜間特別是午夜後而惡化。最常在哮吼、氣管炎、胸膜炎、肺炎的初期給予此藥。孩子常常是不安且焦慮的。

Antimonium tart：孩子的咳嗽大聲且伴有痰音，但無法咳出黏痰。有時在生氣惱怒後出現症狀，呼吸困難使得他睏倦無力。症狀通常在清晨四點較嚴重。會因呼吸困難而坐起。跟隨呼吸困難出現的是焦慮、不安、易怒。他怕冷，但是不喜歡擁擠溫暖的空間；喜歡涼爽的空間和打開窗戶。很少在疾病的一開始就用此藥。

Belladonna：當咳嗽突然出現且孩子乾咳伴有咽炎，考慮此藥。孩子不安、睏倦且愛作夢。症狀在夜間較嚴重。

BRYONIA：當感冒從流鼻涕開始轉而向胸腔症狀發展時，通常就給Bryonia，特別是乾咳，或是因動作、吸氣而使症狀加劇時；孩子會抱住胸口呼吸，避免胸部起伏過大以減少疼痛。咳嗽會因爲溫暖的房間和進食而惡

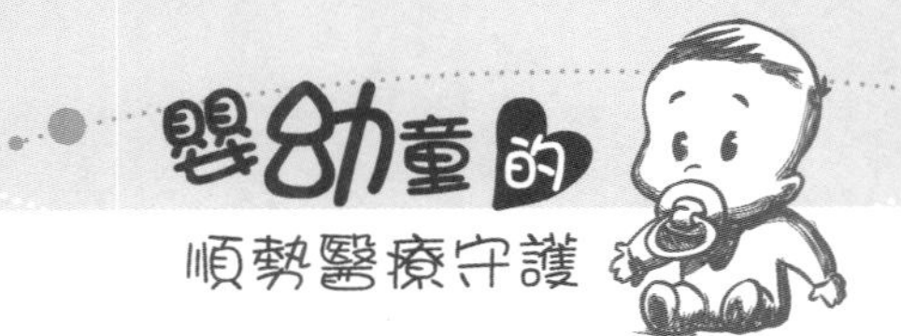

化。對氣流很敏感，總是感冒。覺得喉嚨癢，刺激他咳嗽。有時會伴隨噁心、嘔吐或是頭痛。

Drosera：需要此藥的孩子會有特徵性持續的乾咳、犬吠樣咳嗽。感覺是陣發性、發癢的咳嗽，有時會有嗆到的感覺、會出冷汗和嘔吐。咳嗽會因躺下而惡化，在午夜特別是清晨兩點時嚴重。會因爲講話、進食或是喝冷飲而受到刺激。咳嗽時，因爲疼痛，所以會抱著胸口。非常怕冷，會大量流汗，特別在夜晚。可能有低沉、沙啞的聲音。

Ferrum phos：能因此藥獲益的孩子，症狀不會突然發生、也不會很嚴重。著涼後，可能會貧血然後生病。咳嗽會因爲冷空氣、早晨、進食後而變糟。乾咳，痰有時帶有血絲，可能在吸氣和咳嗽時感覺有針刺感。通常食慾不佳，不喜歡肉類和牛奶，喜歡吃酸的食物。咳嗽時會伴有沙啞的聲音。

Hepar sulphur：對犬吠樣、哮吼型咳嗽有用，特別是接觸冷空氣而加劇症狀時。會因爲喉嚨乾燥或是灰塵、吃冷食、喝冷飲、深呼吸或是通風的空間而引發咳嗽。可能會咳出很多黏液，或是胸部有痰音但無法將黏液排出。咳嗽時會流汗，可能在潮溼的氣候下比較舒服。生病時，容易發怒。

Ipecac：孩子不斷的乾咳會令他噁心、嘔吐。痰帶有血絲、覺得胸部受壓、喉嚨癢，導致一直想咳嗽。每一次呼吸就想咳嗽，而且口水過多。咳嗽在炎熱、潮溼的氣候下，或是氣候改變時會惡化。可能會打噴嚏、聲音沙啞。對嬰兒伴有嘔吐的咳嗽，此爲常用藥。

Kali bic：孩子經常咳出黏稠的黃色痰液，在進食、喝東西、寒冷氣候下不蓋被和清晨三點時會較嚴重。咳出痰後會紓緩很多；溫暖的氣候、躺在被窩中，也可以緩解症狀。感覺有毛髮在喉嚨裡，刺激他想咳嗽。聲音沙啞，伸舌會覺得痛，有時疼痛會從胸骨延伸至後背。在咳嗽的初期不使用此藥。

PHOSPHORUS：孩子乾咳得厲害，有時在胸骨內有持續的發癢感。躺下時，尤其左側躺特別會使症狀加劇；在夜間會坐起咳嗽。講話、移動、從溫室走到開放空間、強烈的氣味都會使症狀變得嚴重。為了降低咳嗽的疼痛，她通常會抱住胸口。胸口的壓迫感可因被窩的溫暖而減緩。喜歡喝冰飲。生病會讓她覺得筋疲力竭，有時會有空虛的感覺；胸口有燒灼感。鼻涕可能帶有血絲，可能會聲音沙啞。此藥適用於較嚴重的呼吸道問題，像是肺炎。

PULSATILLA：此藥對一些咳嗽症狀可以使用，但主要還是依據孩子的一般特性給藥（參閱第四章）。在溫暖的房間和溫暖的氣候下、躺下睡覺和夜晚時，咳嗽會加劇。在冷空氣中，可以紓緩一些。孩子也會從被窩中坐起，呼吸會順暢些。一般來說白天乾咳，晚上和起床時會有帶黃色、綠色痰的咳嗽。需要Pulsatilla的孩子最主要的特性是他們情感豐沛、情緒化、愛哭、優柔寡斷、總是設法取悅他人。渴望情感和被同情，總覺得得到的不夠。害怕被遺棄，所以當父母要外出，這些孩子不管用什麼理由都會乞求父母留下。

RUMEX：需要此藥的孩子，其最特別的特徵就是他們對冷空氣極度敏感；甚至會將毛毯或是毛巾蓋住頭，以防止吸到冷空氣。喉嚨會有發癢的感覺，喉嚨的刺激感會因為觸碰、按壓喉嚨而加劇。會乾咳、聲音沙啞。在夜間或是移動會加重症狀，溫暖會讓他覺得紓緩。

SPONGIA：對乾咳、犬吠樣、哮吼型咳嗽它是主要的用藥之一。氣道是乾的，沒有痰，聲音會變得沙啞。咳嗽會因冷空氣、溫暖的房間、香菸味、說話、完全躺平、喝冷飲或是吃甜食而加劇。咳嗽在上半夜比較嚴重。溫熱飲

或是食物，即使是少量，也可以紓緩一些不適；坐起、體前彎也有相同功效。此藥是哮吼型咳嗽的二線用藥，在Aconitum後、Hepar和Kali bic前使用。

哮吼型咳嗽（請查閱咳嗽）

CROUP（See Cough）

銳器傷

CUTS

CALENDULA：此藥對於有一點感染或是沒有感染的乾淨切割傷最適用。使用酊劑（加水稍微稀釋）、凝膠、噴劑或是軟膏直接敷在傷口上。對於深部傷口，不能使用此藥，因爲它快速修復的功效，會在內部組織癒合之前就先癒合表皮。

HYPERICUM：對於感染或是深部傷口有效；使用噴劑、稍微稀釋的酊劑外敷。若刺痛和切割傷疼痛得非常厲害，給予Hypericum 6c或30c內服。

STAPHYSAGRIA：對深部乾淨的切割傷或是刺傷，可服用此藥。

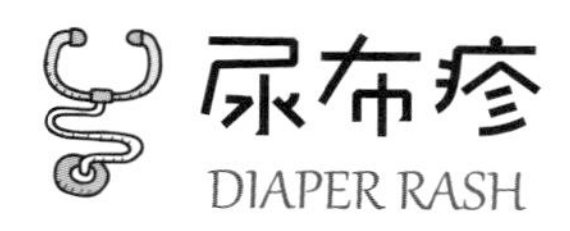

尿布疹 DIAPER RASH

用專業醫療和順勢療法治療因眞菌引起的慢性尿布疹效果非常好。

Calcarea carb：慢性尿布疹時，考慮此藥。（見第四章「一般特性」）

CALENDULA：直接在患部塗上凝膠或是噴劑，也可同時使用Calendula內服。

Sulphur：慢性尿布疹時，考慮此藥。（見第四章「一般特性」）

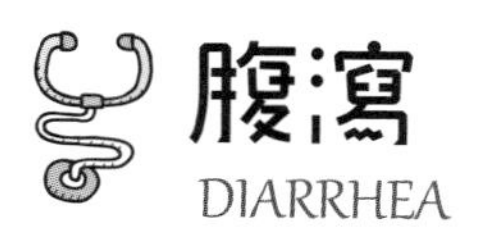

腹瀉 DIARRHEA

慢性和持續性腹瀉會造成脫水和嚴重的健康問題。只要腹瀉狀態持續，應盡量多攝取液體。長期或是反覆的腹瀉應儘速就醫，順勢體質治療也可以同時應用。

AETHUSA：當孩子無法消化牛奶而導致絞痛、腹瀉、噁心和嘔吐，就要考慮用此藥。孩子會回奶或是將進食一小時內的食物回流，有時會有噴射性嘔吐。嘔吐物通常有黃色或綠色的凝乳塊。這樣的嬰幼兒會流汗、覺得非常虛弱，變得不安和愛哭。

ARSENICUM：當孩子有食物中毒或是腸胃型感冒的症狀，第一優先考慮此藥。孩子經常有味道難聞的腹瀉；腹瀉時會痛，腹瀉後也會覺得不舒服。孩子會覺得疲倦、虛弱和不安，無法維持一個姿勢很久。會有各種消化症狀伴隨著腹瀉出現，譬如嘔吐，多半會在午夜發作。感覺腹部有燒灼感，糞便也具燒灼感，會刺激肛門。儘管有這些燒灼感，但是他怕冷，特別是手腳；症狀會因為冷而加劇；溫暖和熱飲可暫時紓緩。這些孩子容易口渴，但一次只啜飲幾口水。

CALCAREA CARB：此藥特別對嬰兒，尤其在長牙時適用。孩子通常有酸臭的糞便、體味、汗液和嘔吐物。糞便膽色素不足，呈現淡色。喜歡蛋（特別是水煮蛋）、碳水化合物、冰淇淋、甜食和鹹食。可能會喜歡難以消化的食物，如灰塵和粉筆。想要冰飲（越冰越好）；一般討厭熱食、黏稠的食物和大鍋菜。不喜歡牛奶，有可能對此過敏。對牛奶的過敏會導致便秘、腹瀉、消化不良或其他問題。此藥通常是根據它的一般特性開立處方。（見第四章）。

CHAMOMILLA：最常給予那些腹瀉有腐臭味且非常焦躁不安的嬰兒使用。嬰兒會有綠色、伴有未消化食物的的腹瀉和腹脹，排氣並不會緩解症狀。腹部對觸碰非常敏感。孩子會將身體蜷起、踢叫，可能還會冒冷汗，熱敷可以紓緩不適，Chamomilla通常給予那些正在長牙的嬰兒出現腹瀉時使用。

Cinchona：當孩子的腹瀉不痛但令他虛弱無力，應該考慮使用此藥。腹瀉在夜晚嚴重，甚至無預警的就排出便來。腹部脹氣嚴重，可能像鼓一樣緊繃，會有酸臭且大聲的打嗝，但無法緩解症狀。

Colocynthis：這些孩子在進食或飲水後，有劇烈的絞痛併有腹瀉。疼痛可藉由排氣、排便或是體前彎而緩解。經常有排便的迫切感。

IPECAC：腹瀉伴隨持續的噁心是這個藥的主要適應症。儘管噁心，舌苔是乾淨的。經常流口水，有腹痛、想要排便的迫切感。

Iris：孩子頭痛伴有噁心、嘔吐和腹瀉。也會絞痛，腹瀉導致肛門有燒灼的刺激感。（見「頭痛」）

MERCURIUS：對於嚴重的腹瀉或食物中毒，這是常見用藥。孩子會有燒灼感的水樣便，有時是黏稠帶有血絲的糞便。嬰兒可能會有綠色便。不管糞便看起來像什麼，味道都令人作嘔，在排便的前、中、後，孩子都感覺疼痛。會有經常且持續排便的迫切感，怎麼樣都拉不盡的感覺。肛門因爲燒灼感的糞便而疼痛或破皮。症狀在傍晚和夜間嚴重。孩子可能覺得腹部像被掐住一樣，還會發冷。這些症狀讓他筋疲力竭。

Nux vomica：因油膩、辛辣的食物或是食物中毒造成的腹瀉，是此藥的適應症。在排便後的片刻，會感到紓緩，但在進食、起床後，隨即又出現腹瀉。她怕冷且易怒。

PODOPHYLLUM：對大量噴出、有時起泡的腹瀉有效。症狀在早上四點至十點和夏季加劇。腹部、腸子會有咕嚕聲響，進食後馬上腹瀉。她覺得虛弱，頭部流汗，皮膚感覺冷。晚上會煩躁不安和磨牙。肝區會有痠痛感，搓揉或是趴著感覺會好一些。孩子可能會覺得腹部有排空、下墜感。對於正在長牙的嬰兒出現腹瀉，此藥也是常見用藥。

PULSATILLA：此藥對於平時就因Pulsatilla受惠的孩子（見第四章「一般

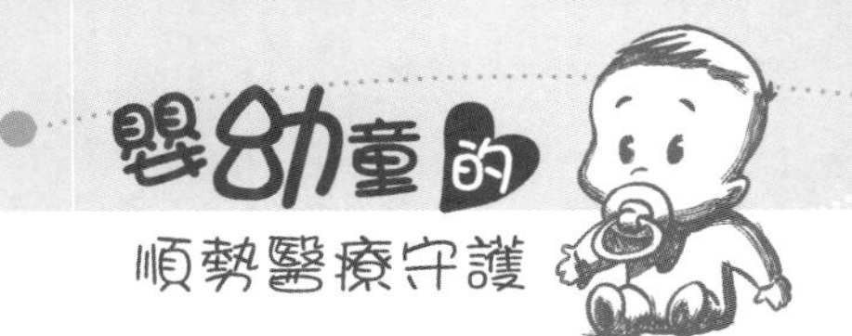

特徵」）或因進食過量水果、油膩食物、冷食或冷飲、接觸冷空氣後出現的腹瀉，都可以用此藥治療。通常腹瀉在夜間較嚴重，嬰兒的腹瀉是綠色水樣便。如果孩子的腹瀉，其糞便形式是多變化的，考慮此藥。

Silicea：用於符合此藥一般特徵，和因爲喝母奶後出現腹瀉的嬰兒。

Veratrum album：對於急性腹瀉（短期）和嚴重腹瀉（大量）有效。通常這些孩子非常疲憊，有水樣腹瀉和嘔吐。他們會打寒顫、冒冷汗，甚至暈厥，肚子也覺得冷。儘管他們怕冷，止不住的口渴，卻想喝冰飲，甚至想吸吮冰塊。如果有食慾，也想吃冷食而非熱食。無法吃水果，因爲會引起腹瀉，而且腹瀉可能嚴重到讓他疲憊不堪。

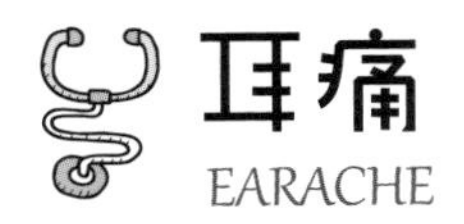

耳痛
EARACHE

　　順勢製劑處理耳痛的急性症狀頗有效果。對於耳朵的慢性感染，應尋求專業順勢醫師的協助。

ACONITUM：當耳痛一發病的時候考慮此藥。外耳通常既熱且痛，接觸冷空氣後覺得刺痛，對音樂或是噪音過度敏感。耳朵感染常伴有發燒，也可能會乾咳和鼻塞。非常口渴。

Allium cepa：當孩子感冒伴有耳朵感染時，此藥有幫助。他們的感冒包括具燒灼感會刺激鼻腔的水樣鼻涕。可能會有喉嚨痛，且疼痛延伸至耳朵。症狀在溫暖的房間加劇，而在涼爽開放的空間中則會紓緩。

BELLADONNA：出現耳朵、耳道、鼓膜變紅的耳朵感染，有時臉部潮紅，經常使用此藥治療。有時在剪完頭髮或是暴露於冷風中，症狀突然發生，通常右耳比左耳厲害。疼痛是抽動、撕裂狀的，有時會延伸至喉嚨；任何移動或是動作會加劇症狀，且在夜間嚴重。半坐會覺得比較舒服，熱敷也可紓緩症狀。整個耳朵內、外都是刺痛的。孩子可能同時有發燒——通常是高燒，覺得灼熱的喉嚨痛。淋巴結也可能腫大，孩子有著激動的情緒，在極端的個案中，可能會出現譫妄，會咬人和大叫。若孩子的耳痛已經超過三天，此藥比較不適合使用。

Calcarea carb：此藥通常是依據孩子的一般特性而非耳朵症狀給藥。他們怕冷，對任何冷的東西都非常敏感（雖然他們喜歡喝冰飲），著涼後，可能會出現耳朵感染。儘管怕冷，他們的頭是熱的，會大量流汗，汗和糞便聞起來有酸臭味。孩子皮膚白，身材矮胖，肌肉張力低；可能同時會有喉嚨痛，扁桃腺和淋巴結腫大，也會便秘。通常耳朵刺痛，分泌物是厚稠、黃色的，氣味難聞，會因冷風而加劇。

CHAMOMILLA：需要此藥治療耳痛的孩子疼痛得厲害，而且極度煩躁不安。他們會要求東西，一旦到手，隨即又不要了。沒有耐心，且無法被安撫。雖然被抱起和搖晃可以暫時紓緩不適，但對觸碰仍非常敏感。疼痛在接觸冷空氣、特別是冷風後會加劇。有時耳朵感染是由於接觸冷空氣所致。耳朵撕裂樣的疼痛會使他們大哭。覺得耳朵被塞住，可能會嗡嗡作響。嬰兒正值長牙階段，也會出現這樣的耳朵感染。

Ferrum phos：就像Aconitum和Belladonna，此藥在發炎的初期給予。但與

其他兩藥不同的是，需要Ferrum phos的孩子，其症狀起始較慢，也比較不嚴重。耳痛通常在左邊。

Hepar sulphur：除了孩子在身體上和心理上過度敏感外，沒有什麼其他特別的症狀時，通常給予此藥。耳朵對觸碰和冷極度敏感，可因熱敷而緩解。煩躁不安，容易發脾氣。耳朵通常有如刀割似的刺痛感，其分泌物氣味難聞。孩子會乾咳，有哮吼型咳嗽，伴隨著耳痛出現。

Lycopodium：這些有耳朵感染的孩子，右側比較嚴重，或是症狀從右側開始，然後轉移到左側。疼痛在下午四點至晚上八點較厲害；或是當孩子接觸冷空氣、一陣風、右側躺時會惡化。他的耳朵感覺被塞住，有時會嗡嗡作響。耳朵分泌物是厚稠、黃色且具燒灼感的。需要Lycopodium的孩子通常會有消化問題，不管在耳朵感染前，或是正值耳朵感染時，容易有脹氣。他們通常是焦慮、沒有安全感的，總是希望有人圍繞在旁邊，如果不在身邊，至少在附近。會一直擔心別人對他的看法，害怕嘗試新的事物。說話可能會誇大不實，甚至會仗勢欺人（為了要隱藏他內心深處的不安全感）。

MERCURIUS：對孩子的慢性耳朵感染，此藥最常使用，雖然在某些急性狀況時它也可以使用。有膿液和黏稠、燒灼樣、氣味難聞，呈現黃色或綠色的分泌物（同時有感冒或是眼睛感染時，可能會出現綠色分泌物）。疼痛和分泌物都在夜間和被窩裡比較嚴重。耳朵感覺有響聲或是搏動感，耳痛範圍會從喉嚨延伸至耳朵。他們可能會喉嚨痛、扁桃腺腫大，並有口臭。各式各樣的耳痛：燒灼感、爆烈痛、掐擰痛、壓迫感或是刺痛，都會因冰敷或熱敷、被窩的溫暖、彎腰而加劇症狀；擤鼻涕則會紓緩。耳朵可能會有塞住的感覺，耳後可能會有皮疹。會流很多口水，把枕頭都弄溼了；也會流很多汗，把床單也浸濕了。如果上述描述符合孩子的耳痛，但是只有單邊症狀，有兩種不同類型的Mercurius可以考慮：右側用Mercurius iodatus flavus，左側用Mercurius iodatus ruber。

Plantago：當孩子耳痛伴有長牙痛或是牙齒痛，就需要考慮此藥。孩子的疼痛可能會從一耳經過頭再到另一耳。此藥的酊劑（加些許水稀釋）最有效，滴幾滴在耳內。也可將酊劑直接塗抹在牙齦上以減輕牙痛。

MULLEIN：此藥最有效的方式是直接滴幾滴油（Mullein oil）在耳內。對感覺耳痛、耳塞的孩子而言，此藥效果最好。耳道是乾燥且脫屑的。如果有分泌物時，不適宜給此藥。此藥是外用藥，它可以跟其他內服的順勢製劑一起使用。

PULSATILLA：此為耳朵感染的常用藥，經常在孩子淋濕或是著涼後出現耳痛時給予。耳痛通常是跟著感冒或是在感冒後出現。在夜間或是在被窩中比較嚴重；冰敷可以稍微紓緩不適。白天只會有一點點疼痛，如果有分泌物，會是黏稠、沒有刺激性、黃色或是綠色的。孩子可能會覺得耳朵有塞住的感覺。可能同時出現喉嚨痛、咳嗽、或是發燒。雖然他不口渴，但還是想喝冷飲而非熱飲。這樣的孩子是溫文有禮且愛哭的。雖然疼痛會使他們變得躁動不安，但是他們會啜泣多於生氣。同樣的，他們的哭聲比較小聲且柔和，讓人不禁想抱住他們。因為這些孩子喜歡被同情和需要情感，當得到注意後，他們便覺得安慰。輕輕搖晃也會使他們覺得舒服。

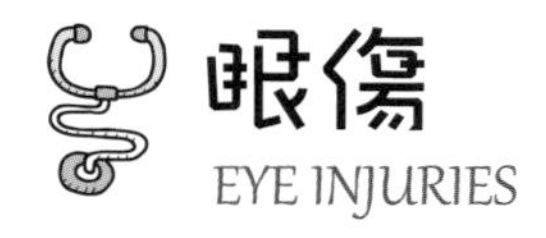

眼傷
EYE INJURIES

除了臉部輕微撞擊造成單純的黑眼圈外，其他眼傷需要儘速就醫。下列的藥可在孩子送醫途中給予。

ACONITUM：被稱爲眼睛的Arnica，當有眼傷第一考慮的就是此藥（且孩子在眼傷後非常不安和害怕）。對於眼球輕微創傷所致的黑眼圈它也有效。當孩子眼睛裡有灰塵、砂粒和異物時，他會一直去揉眼睛，不小心損傷角膜，此藥也是個很好的選擇。Aconitum可以幫助緩解疼痛，癒合傷口。此藥應在受傷後儘快的服用。

ARNICA：此藥對於受傷後出現的休克，和幫助身體吸收皮下的出血非常有效。只有在皮膚是完整沒有破口的情況下，才能外敷Arnica軟膏、凝膠或是噴劑。不能將任何Arnica製劑直接滴入眼睛。內服和外用藥可以同時使用。

CALENDULA：Calendula酊劑可以和其他內服的順勢製劑同時使用。對於角膜輕微的刮傷，可用Calendula酊劑與蒸餾水稀釋（一份酊劑，十份水）滴幾滴於受傷的眼睛。

LEDUM：對黑眼圈的主要用藥。對於伴隨黑、藍眼圈出現的疼痛它也有效，特別是當孩子覺得冰敷可以紓緩症狀時。

SYMPHYTUM：對於臉部受到撞擊造成的眼球和顴骨創傷，應該考慮使用此藥。它也對眼睛周圍的組織和眼球本身的舊傷有療癒作用，或是當Aconitum作用不夠快時使用。

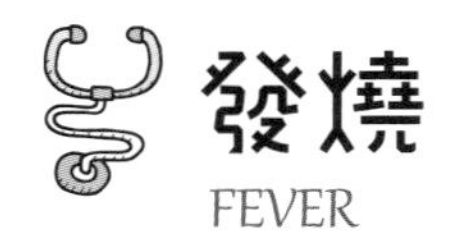

發燒
FEVER

孩子若發燒口溫高於華氏103.5度（攝氏39.7度），在六小時內對下列藥物或是一般家庭照護都沒有反應的話，應儘速就醫。小於六個月的嬰兒發燒超過華氏100.5度（攝氏38度）時，也應該就醫。小於兩個月的嬰兒不管幾度的發燒，都應該送醫。當孩子發燒時出現極端的煩躁、睏倦、精神錯亂伴有頸部僵直、癲癇、反覆嘔吐或是費力呼吸，應該立刻就醫。

ACONITUM：只有在發燒一開始時使用。通常在孩子著涼後突然發燒，發燒時會怕冷，當衣服穿得少或是被子蓋不夠時，很容易凍著。她的臉可能泛紅，或是在紅白之間交替。會口渴。

ARSENICUM：發燒時相當口渴，但一次只啜飲幾口水。溫度最高時是在午夜至清晨三點。他是不安和焦慮的。非常怕冷，給予溫暖會讓他舒服些。

BELLADONNA：當孩子突然高燒伴隨臉潮紅和雙唇發紅，首先考慮此藥。他們頭發燙，四肢冰冷。皮膚燙到會散熱（你可以把手放在距離皮膚一吋的地方，就可以感覺到散發出來的熱）。發燒屬於乾熱型，沒有流汗。孩子會有強而有力的脈搏。夜晚的體溫達到高峰，以致孩子躁動不安，有時會譫妄，有可能出現幻覺。

FERRUM PHOS：就像Aconitum和Belladonna，此藥在發燒的初期給予。跟這些藥不同之處就是Ferrum phos發病較慢，症狀比較輕微。

Nux vomica：此藥應給予那些因爲藥物副作用、過度進食或是缺少睡眠引起發燒的孩子使用。隨著發燒會出現怕冷，症狀會因爲穿太少或是沒蓋被而加劇。有可能同時出現頭痛或是消化症狀，如：便秘、腹瀉或是消化不良。

Pulsatilla：這些孩子發燒時怕冷，在溫暖的房間較嚴重。喜歡開放空間，但需要適當的披覆。不口渴。

Sulphur：就像Belladonna，孩子發燒時有通紅的皮膚，典型特徵是她在清晨會腹瀉，迫使她非得起床上廁所不可。非常口渴，會大量流汗；汗液有難聞的氣味。

流行性感冒

FLU（See Influenza）

食物中毒（請參閱腹瀉和消化不良）

FOOD POISONING（See also Diarrhea and Indigestion）

食物中毒可以導致嚴重的上吐下瀉。這些症狀通常是短暫的，但如果持續，應儘速就醫。

ARSENICUM：這是食物中毒最常使用的藥物。孩子經常有氣味難聞且具燒灼感的腹瀉，會刺激肛門。她也會作嘔，通常具燒灼感的嘔吐物也會刺激喉嚨。怕冷，當接觸冷空氣時症狀會比較厲害。症狀最嚴重的時刻是在午夜，或是午夜過後。他們躁動不安、一直變換姿勢，特別是在被窩裡；生病讓他感覺非常虛弱。腹部對觸碰敏感，雖然熱敷可以緩解，熱飲也可以紓緩。胃部有灼熱痛，大多數的食物和飲料（特別是冷食或冷飲，會很快引起嘔吐）、深呼吸、輕微的觸碰都可以使症狀惡化。覺得口渴，但一次只啜飲一小口水。

Mercurius：這些孩子會有燒灼感、水樣糞便；或有時黏稠帶有血絲的糞便，嬰兒可能會出現綠色糞便。不管大便型態爲何，都是氣味難聞，孩子在排便前、中、後出現疼痛。持續有想排便的迫切感，但是怎麼樣都排不盡。肛門疼痛，症狀在傍晚和夜間嚴重。孩子覺得腹部被掐擰，並伴隨著發冷。感覺想吐但是嘔吐後並不能緩解症狀。這些症狀使得他筋疲力竭。

Nux vomica：腹瀉是在進食油膩、辛辣的食物或是食物中毒後發生，排便後短暫地覺得舒服，但一旦進食或是起床後，隨即又出現腹瀉。會腹脹，感覺脹氣而噁心，吐過後覺得紓緩。他們是怕冷且煩躁不安的。

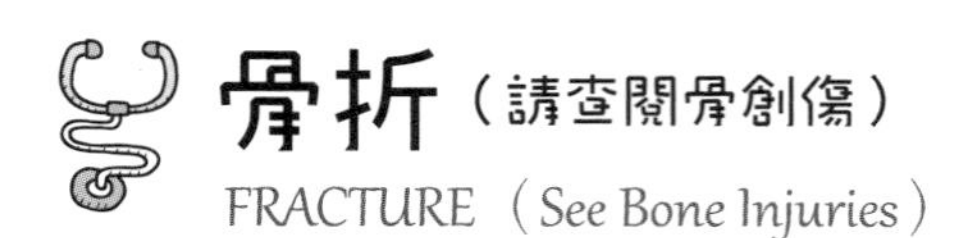

骨折（請查閱骨創傷）

FRACTURE（See Bone Injuries）

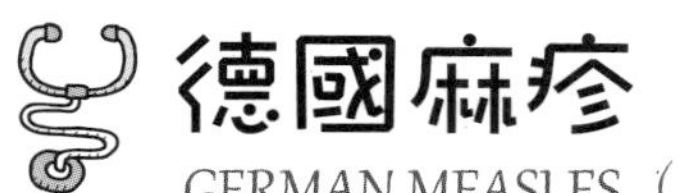

德國麻疹
GERMAN MEASLES（*Rubella*）

不管是爲了自己的健康，或是因爲這樣的病毒會對懷孕婦女造成嚴重的影響，患有德國麻疹的孩子應該待在家裡直到痊癒。

Aconitum：突然出現皮疹和發燒時使用。孩子通常非常口渴。此藥只有在疾病的初期適用。

Belladonna：當孩子突然高燒伴隨臉部和雙唇泛紅，首先考慮此藥。他們的頭部發熱，四肢冰冷。皮膚發燙到會散熱（你可以把手放在距離皮膚一吋的地方，就可以感覺到散發出來的熱）。發燒屬於乾熱型，沒有流汗。孩子會有強而有力的脈搏。夜晚的體溫達到高峰，以致孩子躁動不安，有時會譫妄，眼睛閉上時有可能出現幻覺。

Pulsatilla：這些孩子發燒時會怕冷，在溫暖的房間較嚴重。喜歡開放空間，但需要適當的披覆。不口渴、臉部會潮紅。

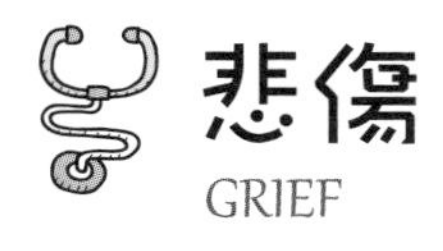

悲傷
GRIEF

長期憂鬱症時，雖然必須使用能深層治癒的專業體質用藥，順勢製劑也經常用來處理因悲傷而產生的急性症狀。當悲傷太過嚴重或是拖延太久，應

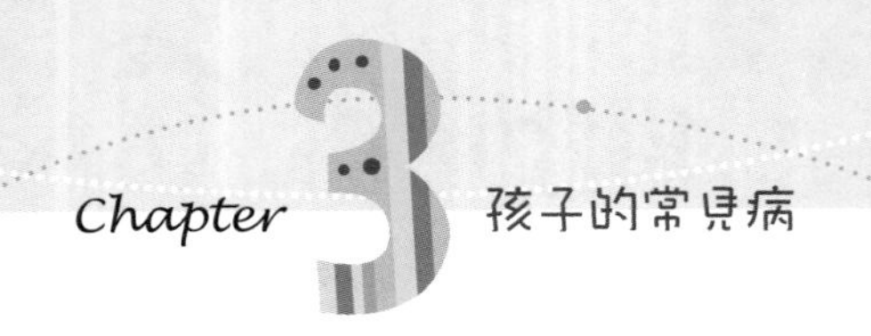

尋求專業的心理治療。

IGNATIA：對孩子正爲悲傷所苦，特別是他們會傾向把情緒內呑，此爲主要用藥。通常這些孩子無法成功地壓抑他們的情緒，會變得歇斯底里（見第四章的一般特徵）。

NATRUM MUR：此藥常給予那些對情緒有長期記憶的孩子。一旦情緒受傷害，他們不會輕易讓這些傷痛流逝；忍受怨恨、憤恨不平、沉溺在過往的問題中。死亡、離婚、缺乏父母的疼愛或是想家，都可能造成未表達出的悲傷，最終導致身體症狀。他們很少在公眾場合哭泣，相反地，會躲到自己的房間獨自啜泣。他們拒絕同情、希望獨處。

PULSATILLA：這種小孩情緒化且敏感。容易受傷、氣餒、愛哭、易受影響，被周遭的朋友和環境所左右。他可以爲任何理由哭泣，特別是當受到批評、被處罰或被忽略。他從不啜泣，他的哭泣有種甜美無邪的特質，令人想擁抱他。他很情緒化，可能這一刻還在哭，下一刻就笑了。他喜歡自怨自艾，反覆問自己：「爲什麼這總是發生在我身上？」一旦孩子得到他想要的關注或是同情，他的痛馬上就消失而且忘得乾乾淨淨。他像海綿一樣不斷地吸取情感，好像永遠都不滿足。

Staphysagria：此藥對於那些壓抑自己悲傷、試圖控制自己情緒的孩子適用：她總是靜靜地悶在那裡處理問題。她在壓抑悲傷不久後開始生病。然而，她只能壓抑情緒一段時間，終究憤怒還是會爆發。她會顫抖、失聲、扔東西，會要求一些東西，但是一到手就馬上不要；很難集中注意力，筋疲力竭，但卻睡不著。即使是一點點的冒犯，她也極爲敏感。對她說的每個字，都被視爲有攻擊性。一旦最終用某種方式把怒氣爆發或表達出來時，又覺得懊惱悔恨。對於被性侵或是被虐待的孩童，此藥也是常見用藥。

生長痛
GROWING PAINS

在孩子快速生長期間，儘管沒有明顯的外傷，仍出現腿部疼痛，家長們通常會認爲孩子出現了生長痛。

CALCAREA PHOS：孩子的疼痛單純是因爲成長非常快速所致。

Causticum：在關節或其周圍伴有肌肉僵硬的生長痛時，應該考慮用此藥。

花粉熱（請查閱過敏）
HAY FEVER（See Allergies）

頭痛
HEADACHES

雖然必須使用專業體質用藥來深層治癒慢性頭痛，順勢製劑也經常用來處理因頭痛而產生的急性症狀。持續或是嚴重的頭痛，應儘速就醫。

Arsenicum：能因此藥獲益的孩子在午夜過後或是在興奮、勞力之後會經歷最嚴重的頭痛。在黑暗的房間躺下或是把頭墊高躺著會覺得較舒服。雖然怕冷，還是會有燒灼似的痛。用冷水洗頭或是冷敷會比較舒服。頭痛會與其他身體症狀交替出現，如：腹瀉。疼痛會因光線和移動而加劇。孩子是不安的，會輾轉反側以尋找一個舒服的姿勢。另一種類型的頭痛，屬於神經性頭痛，頭皮極度敏感（梳頭都覺得痛），會因冷而加劇，溫暖而紓緩。

BELLADONNA：此藥對於覺得頭脹、好像快要繃開的孩子有效。疼痛通常在前額，或是眼睛周圍；這種搏動性的疼痛會因爲震動、觸碰、前彎、平躺、或是眼球運動而惡化；藉由漸進式的按壓、坐直、或是把頭向後仰而緩解。眼睛對光線敏感，臉部會潮紅。孩子覺得頭暈，會因彎腰而變得更厲害。

BRYONIA：就像需要Belladonna的孩子一樣，能從Bryonia獲益的孩子覺得他的頭快爆開了，即使是眼睛的運動、因咳嗽而起伏的胸壁或是因講話而震動的喉嚨，這些輕微的活動都讓他覺得刺痛；他盡可能的保持安靜。強而有力的按撫可以稍微緩解不適，通常在早上醒來時，疼痛會突然出現，隨著白天時間增加，疼痛越來越厲害。通常孩子這種搏動性的疼痛出現在前額和眼後；溫暖的房間、炎熱或是太陽的熱度，都會使症狀加劇。彎腰或是強光刺激也會使症狀惡化。孩子會想在黑暗的地方坐著。頭痛經常是其他症狀的前兆，如：呼吸症狀（胸口有壓迫感）、消化症狀（常見便秘）和發燒。他煩躁不安，喜歡獨處，討厭被同情或是別人找他講話。

Calcarea carb：此藥經常是基於一般特徵而非針對頭痛治療。這些孩子怕冷，對任何冷的東西都非常敏感（雖然他們偏好喝冷飲），在著涼後可能會出現頭痛。儘管怕冷，他們的手腳和頭卻是熱的，而且會大量流汗。他的汗

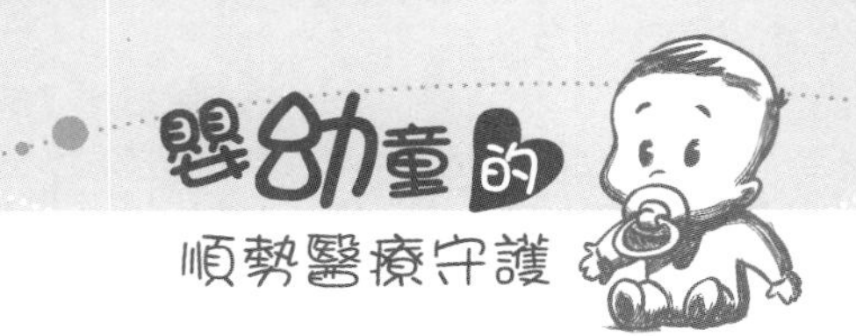

和糞便聞起來有酸臭味。孩子皮膚白，身材矮胖，肌肉張力低。可能同時會有喉嚨痛，扁桃腺和淋巴結腫大。也會便秘。頭痛通常撕裂樣或是爆裂樣，會因白天和心智活動而加劇，在暗室躺平和熱敷則可以紓緩。他們也會覺得頭暈和噁心。

Euphrasia：頭痛通常會同時伴隨眼睛和鼻子的症狀出現。眼睛覺得有切割樣的疼痛，穿過整個腦袋，覺得他的頭就快要爆開了；前額可能會有頓痛和瘀血感，在傍晚嚴重。對光線敏感，有燒灼感的眼淚、不具刺激性的鼻水。

GELSEMIUM：需要此藥治療頭痛的孩子覺得虛弱且疲憊，好像只能半睜開眼。疼痛出現在頭的後部，覺得頭相當沉重，感覺有條帶子圈住一樣。孩子覺得頭暈，腳步蹣跚。症狀在早晨、陽光下、溫暖的房間、局部熱敷會惡化；把頭用枕頭墊高躺著會覺得較舒服。大量排尿後也會紓緩很多。這些孩子在流行性感冒的時候可能也會出現頭痛。

Hepar sulphur：需要此藥的孩子，其頭痛的特徵就是頭皮非常敏感，只是梳個頭髮也會疼痛萬分。感覺像是有釘子插入頭內，特別在鼻子上方有爆裂樣的疼痛。雖然疼痛可因繃帶纏繞頭部所造成強而有力的按壓而部分緩解，但是搖頭、移動、騎車、彎腰、轉動眼睛甚至連帽子的重量都會使症狀惡化。乾燥的氣候下會加劇疼痛。

Hypericum：當孩子頭部受到撞擊，或是跌倒、脊椎受傷後出現頭痛，應給予此藥。

Ignatia：在情緒波動特別是悲傷或是焦慮後出現頭痛，此藥非常有效。這種壓迫性的疼痛，就像是釘子或是鈍器鑽進頭顱裡面，疼痛可因講話、香菸味、強烈的氣味而加劇；會因為往前彎腰、患側臥位或是大量排尿後而減輕。如果頭部覺得脹熱，熱敷可以使之緩解。

Ipecac：孩子持續性的噁心伴隨頭痛出現時，通常需要此藥。會有偏頭痛，或是頭有腫脹瘀血、擠榨的感覺。

Iris：孩子頭痛、噁心、嘔吐、腹瀉或便秘一起出現。疼痛通常出現在頭前部，經常在右側，有腫脹和搏動感，有時嚴重到會造成視力模糊。在春秋之際、清晨兩點到三點症狀較厲害，會因休息而加劇、輕微動作而部分緩解。

Kali bic：伴隨頭痛出現的特徵性症狀是厚稠的鼻涕和鼻塞。鼻根極度疼痛，按壓後覺得紓緩。骨頭和頭皮痠痛，眉毛上也疼痛，可能會出現伴隨噁心和嘔吐的偏頭痛，站起時會加劇。嚴重的疼痛可能會使視力模糊。寒冷、光線、噪音、行走、彎腰、早晨（特別在起床時或是早上九點）或是夜晚，都會使症狀惡化。喜歡在黑暗的房間躺著，溫暖、熱飲或是進食後會覺得紓緩。

Lachesis：頭痛在左側厲害，或者從左側開始然後轉向右側。疼痛在晨起那一剎那最為嚴重。通常在左眼往鼻根部位出現頭痛，對觸碰敏感：枕在枕頭上的壓力或是梳頭髮都可能更刺激頭痛。雖然開放空間可緩解症狀，但是陽光的熱度反而會使頭痛加劇。

Natrum mur：需要此藥的孩子其頭痛特徵是有搏動性、爆裂樣的偏頭痛，通常出現在頭前部，或是一側。孩子臉色蒼白、覺得噁心。症狀在早晨至中午之間最嚴重；躺平、嘔吐或睡眠可稍微緩解不適。另一種Natrum mur可有效治療的，是緊張、情緒化且貧血的孩子所出現的頭痛。

NUX VOMICA：頭痛出現時會有噁心感，不想吃東西。症狀在早晨和任何勞動下變得嚴重；在被窩中就開始出現不適，一直持續到起床後。疼痛因彎腰、光線、噪音、接觸陽光、睜眼、轉動眼睛或是咳嗽而變得嚴重；頭覺得很重、有充血性疼痛。溫暖、安靜或是按壓頭部可以緩解部分不舒服。有時孩子會出現偏頭痛，也經常便秘。

Phosphorus：需要Phosphorus的孩子，其頭痛雖然有可能是因爲吃太多甜食引起，但是飢餓感通常會在頭痛前或是伴隨著頭痛出現。這些孩子一般而言是怕冷的，會因爲寒冷而變得更糟（實際上冷卻可以紓緩頭痛，而溫暖更會加劇它）。頭覺得沉重，伴隨著燒灼和壓迫痛；會因爲溫暖的房間、移動、咳嗽和右側躺而惡化。症狀在左側比較嚴重，特別是左眼。眼睛的症狀與頭痛同時出現，包括畏光、閃爍、或是黑白點。涼爽的空氣可緩解症狀，冰敷、睡眠、把頭包住或是進食也有所幫助。前額的皮膚感覺相當緊繃，起床過快時可能眼睛會有燒灼感，覺得頭暈。

Pulsatilla：需要此藥的孩子在過度進食後（特別是油膩的食物和冰淇淋）、淋濕、或是因爲悲傷而出現頭痛。疼痛在傍晚、溫暖的房間、被窩裡、彎腰、擤鼻涕、咳嗽、過熱、在陽光下過久或是從躺平起身、進食後比較嚴重。慢走、開放空間、冰敷或是頭墊高躺著都有所幫助。這些孩子往往在學校裡出現頭痛。前額疼痛且經常伴隨消化問題出現。

Sanguinaria：頭痛，包含偏頭痛，若出現在右側或是整個右眼，就需要此藥了。有時疼痛出現在右側然後轉向左側，孩子感覺頭快要爆炸了，症狀通常在早晨開始，越近中午越嚴重，下午三點時開始減緩，在傍晚和夜間疼痛明顯降低。孩子頭痛的時候會變得過度敏感，容易因震動和搖晃、噪音、光線和氣味而加劇症狀。喜歡在黑暗的房間裡躺著，可能會噁心和嘔吐，尤其在清晨、從坐姿起身、或是轉頭過快時，會覺得頭暈。他沒有胃口，甚至會厭食，但是對酸辣的食物怎麼吃都覺得意猶未盡。

Spigelia：這個藥的特徵是頭痛出現在左側。疼痛在白天和陽光下比較嚴重，夜晚則會紓緩。疼痛也會因爲任何動作（即使轉動眼球）、噪音、被搖晃、或是聞到菸味而加劇，經常形容是縫合樣的疼痛或是刺痛。疼痛感覺出現在左眼，延伸至頭後方，雙眼覺得變大。頭痛可能會因按壓頭部，或是把頭墊高躺著而稍微緩解。

頭部外傷
HEAD INJURIES

有頭部外傷的孩子若出現下列症狀：清醒度降低、說話不清楚、記憶力喪失、個性改變、癲癇或是抽搐、嚴重且持續的嘔吐、視力模糊或是複視、兩邊瞳孔大小不同、嚴重且持續的頭痛、難以移動肢體、從耳朵和鼻孔流出透明或是血樣液體、或是慢而不齊且微弱的脈搏時，應儘速就醫。

ARNICA：不論是否有腦震盪，都應該在頭部受傷後首先給予此藥。

Hypericum：頭部受傷伴有從受傷部位放射出的抽痛，使用此藥。

NATRUM SULPH：頭部外傷所致的水腫消失後，疼痛依舊持續，或是當孩子出現慢性且持續的症狀，如頭痛、神經痛、或是虛脫時，都可以使用此藥。孩子在頭部受傷後變得更憂鬱或是更煩躁時，都能因此藥而受惠。嬰兒

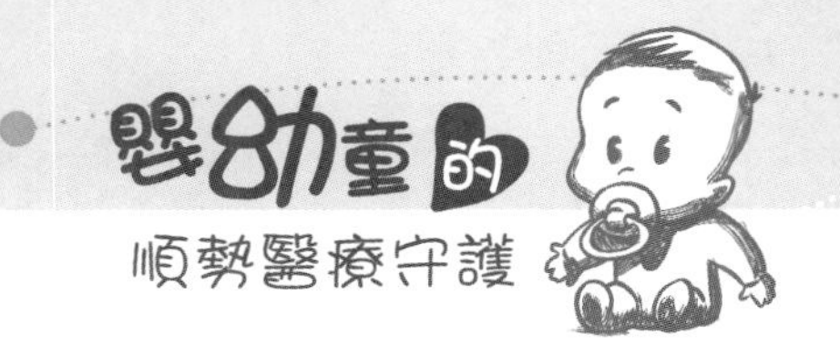

難產，可能出現頭部創傷時，亦可使用。

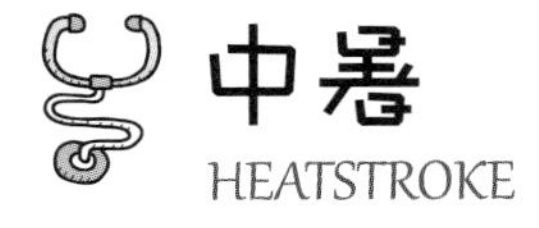

中暑
HEATSTROKE

中暑是醫療急症，下列藥物可在送往醫院途中給予。建議盡量保持孩子涼爽，如果可能的話，使用冰敷袋或是冰海綿放在孩子的皮膚上。

BELLADONNA：孩子會發燒、抽動性頭痛、臉潮紅、看起來恍神。疼痛可因頭向後仰、頭被包覆起來或是安靜地坐著而稍微緩解。

GLONOINE：當孩子在太陽底下曝曬過久，出現一陣陣熱度的發燒、頭部抽痛、通紅的臉、恍神時，就應該給予此藥。疼痛可因頭向後仰、冰敷而惡化，而且可能會導致痙攣。身體和頭部未被包覆起來，或是待在開放空間裡，會使孩子覺得較舒服。

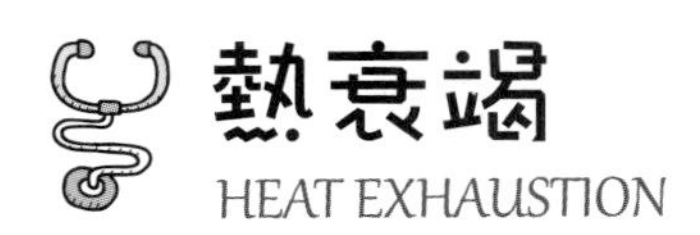

熱衰竭
HEAT EXHAUSTION

藉由冰敷、濕衣服冷敷，使孩子保持涼爽。應該給他一杯加有半茶匙鹽的開水。如果失去意識或是症狀在一小時內沒有改善，應儘速就醫。

CUPRUM MET：孩子覺得相當冷，臉色發白伴有冰冷濕黏的汗液、覺得虛弱、頭暈、全身僵硬。

VERATRUM ALBUM：此藥應給予怕冷，且皮膚冰冷濕黏、大量冒冷汗的孩子使用。大量腹瀉讓他覺得筋疲力竭。

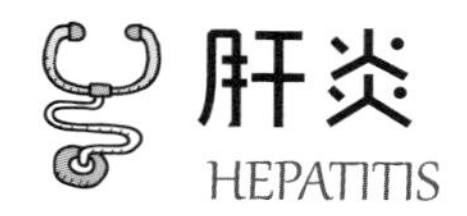

肝炎 HEPATITIS

嬰幼兒若出現黃疸或是肝炎，可能偶爾會有併發症出現，應持續醫療追蹤。順勢療法在肝炎治療上貢獻很多。

Aconitum：此藥應用在肝炎的初期。出現黃疸（皮膚、舌頭、眼白變黃）、肝區疼痛、高燒和煩躁不安。在新生兒黃疸時特別有效。

Belladonna：這些孩子會有黃疸和間歇性的肝區疼痛。疼痛會因爲呼吸、震動、移動或是右側臥位而加劇。

CHELIDONIUM：需要此藥的孩子其特徵性症狀是肝區疼痛，且疼痛會放射到後背、肩膀到右肩胛骨。身體的右側會出現各式各樣的疼痛。疼痛會因爲移動、觸碰和按壓而加劇；溫熱、溫食、熱飲和左側臥位則會紓緩。全身覺得睏倦、不想作任何事。

LYCOPODIUM：對患有肝炎的孩子而言，此爲主要用藥之一。孩子覺得肝區有緊繃感，像是有條索或是鐵環在肝區，很難挺直身體站著。不喜歡溫暖的房間，反而喜歡待在開放空間。下午四點到八點時精力達最低點。

Mercurius：除了黃疸，孩子的舌頭是黃色腫脹的，且有齒印。會流很多口水，肝臟腫大疼痛。對極冷和極熱都很敏感。

Nux vomica：母親吸毒或是服藥造成嬰兒出現黃疸時，使用此藥。

PHOSPHORUS：孩子在胸廓右上方和兩肩胛骨中間出現燒灼痛，疼痛可因冷食、冰飲而緩解；會因爲溫食溫飲或是觸碰和按撫而加劇。有時孩子會在進食冷食冷飲後出現嘔吐，因爲這些冷的食物在胃中被溫熱了！此藥也對新生兒黃疸適用。

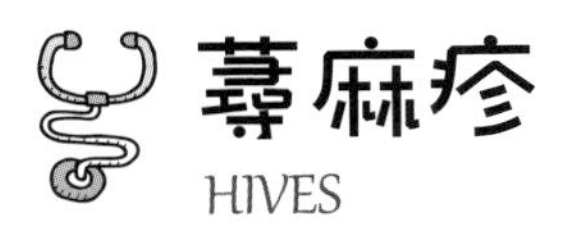

蕁麻疹
HIVES

當過敏狀況發生時，順勢製劑在降低疼痛和不適感，作用非常快速。對於慢性復發性蕁麻疹，建議尋求專業順勢醫師治療。

APIS：孩子出現水腫型的蕁麻疹，且症狀會因爲任何形式的溫熱而惡化。臉部和眼下方會腫脹，眼皮也會水腫。出現難以忍受的癢，尤其在晚上的被窩裡。皮膚覺得飽滿、緊繃且過度敏感。

Nux vomica：蕁麻疹和消化問題同時出現時，考慮此藥。除了燒灼感和癢，孩子在任何被觸碰的地方都覺得麻木。症狀在清晨或是傍晚，或不爲衣服包覆的皮膚會比較嚴重。

PULSATILLA：當孩子在進食油膩的食物或是情緒波動後出現蕁麻疹，考慮此藥。有時候，這些孩子會同時出現腹瀉。

Rhus tox：在淋濕或著涼後不久出現蕁麻疹，應給予此藥。

Sulphur：就像需要Apis的孩子一樣，需要此藥的孩子是怕熱且發癢的，會因爲任何形式的溫暖而加劇，因爲涼爽而緩解。孩子也會在勞力過度或是吃了會令他過敏的食物後出現蕁麻疹。雙唇發紅爲其特色。

URTICA URENS：蕁麻疹奇癢且具燒灼感，就像長痱子或是被燒焦一樣。碰到熱時會惡化，孩子會想一直去搔抓或是搓揉皮疹處。休息或是躺下時，皮疹會消散，但是起床時，又會再次出現。

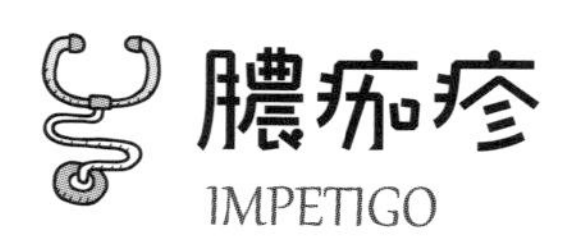

膿痂疹

IMPETIGO

一般而言雖然膿痂疹有自我侷限性，但有時會到處散布而無法控制。如果順勢製劑無法在48小時內減緩膿痂疹的散布，或者，如果它已經侵犯到粘膜層，就應該儘速就醫。

ANTIMONIUM CRUDUM：這是治療膿痂疹最常使用的藥物之一。孩子特別在洗澡或是觸碰水之後、傍晚或是被窩的熱度而出現會癢的疙瘩或膿皰。感覺像有痱子，會因溫暖和運動而惡化。典型的特徵是孩子會出現白色厚厚的舌苔。

ARSENICUM：膿痂疹具燒灼感且搔癢，會因搔抓而加劇症狀。

Graphites：特徵性症狀是皮疹處會有黏稠、厚重、蜂蜜樣的組織液滲出。關節周圍皮膚是最常受累的地方。非常嚴重的搔癢，通常在夜間、炎熱或是觸碰水之後惡化；可以因冷而緩解。

Hepar sulphur：皮疹對觸碰敏感且有潰瘍的傾向。孩子的手乾燥、龜裂；耳後也有可能會有裂口。

PULSATILLA：屬於Pulsatilla型（溫和有禮、症狀因熱而加劇，不會口渴）的孩子患有膿痂疹時，會因此藥而受惠。

Rhus tox：若孩子有潤溼的皮疹，在夜晚被窩中搔癢較嚴重，那麼此藥有效。

SULPHUR：通常孩子的皮膚先前就存在著問題，因爲強力的搔抓而惡化；雖然搔抓可以緩解一些症狀，但是猛烈的搔抓造成出血導致感染，而引起膿痂疹。搔癢會因爲溫暖，特別是被窩的溫暖而惡化，洗溫水澡起初會緩解，但是洗完後的十五分鐘，搔癢會變得比之前更嚴重。乾燥、又厚又黃的結痂伴著分泌物會刺激周圍的皮膚。

消化不良（請查閱便秘、腹瀉、或是食物中毒）

INDIGESTION（See also Constipation, Diarrhea, or Food Poisoning）

嬰幼兒的消化問題有可能是一般性的，也有可能具有潛在的危險性。如果症狀持續，應該同時考慮醫療協助和順勢體質用藥。

ACONITUM：消化問題在非常炎熱的氣候，特別在喝冰飲後產生，可因此藥而受惠。腹部對觸碰敏感。孩子會噁心、嘔吐和腹瀉。

Asthusa：孩子無法消化牛奶導致絞痛、腹瀉、噁心和嘔吐，就要考慮用此藥。牛奶或是在一小時內進食的食物回流，有時會有猛烈或噴射性嘔吐。嘔吐物通常有黃色或綠色的凝乳塊。孩子會發冷、冒冷汗，覺得非常虛弱，嘔吐後會想睡覺。也會覺得煩躁不安、焦慮和愛哭。

Antimonium crudum：孩子在喝下牛奶後不久會回奶。雖然在傍晚會口渴，她還是對所有的食物反感。她可能會水瀉，有著未消化的食物殘渣，在過熱、吃了酸性食物或是醋會加劇症狀。在夜間和清晨特別容易噁心，孩子會有典型的白舌苔。

Antimonium tart：可能在胸口會有持續的噁心感，還有大量的口水、白舌苔。孩子會想吃蘋果和酸性飲料，但是這些都會加劇她的症狀。此藥很少在疾病初期給予。

Argentum nit：孩子對甜食有強烈的渴望，即使這會引起他的不適，特別是脹氣。如果哺乳的母親吃下過多的甜食，嬰兒可能會出現腹瀉。症狀會因爲任何形式的溫暖而加劇；在涼爽、開放空間中則會紓緩。

ARSENICUM：此藥通常用於孩子的整體特徵，較少針對噁心和嘔吐的症狀給予。它是腹瀉常見用藥之一，雖然也常用來處理噁心和嘔吐。孩子怕冷，在接觸冷空氣後感覺更糟。在午夜或是午夜後症狀最嚴重。她煩躁不安，特別在床上會一直變換姿勢。可能因為生病嚴重而覺得身體虛弱。雖然熱敷會感覺舒服一點，但是腹部還是對觸碰敏感。溫飲也有所幫助，腹部覺得有灼熱痛，幾乎所有的食物或飲料（特別是冷食冷飲，很快就吐出來）、深呼吸和輕微的觸碰都會使之惡化。孩子的嘔吐物具有燒灼感，會刺激喉嚨；腹瀉也具燒灼感，會刺激肛門。覺得口渴，但是一次只啜飲幾口水。

BRYONIA：孩子在吃過油膩的食物後出現消化不良，未消化的食物在胃中停滯，感覺像是沉重的包塊。覺得噁心，可能會吐，通常在清晨起床時最嚴重。不管是從被窩起床、走路或只是深呼吸，都會因為動作而加劇症狀。胃部或肝區有燒灼感和切割痛，無法忍受腹部被輕觸，但是重壓按撫卻可以緩解不適。孩子有時候會便秘，有白舌苔，在前額會有頭痛。

Calcarea carb：此藥通常根據孩子的整體特徵，較少針對噁心和嘔吐的症狀治療。雖然他們喜歡喝冰飲，但這些孩子是怕冷的，對任何冷的東西都很敏感。儘管怕冷，他們的頭卻是熱的，並且會大量流汗。汗液和糞便有酸臭味。皮膚白，身材矮胖，肌肉張力低是他們的特徵。可能同時會有喉嚨痛，扁桃腺和淋巴結腫大。腹部脹氣，可能會便秘。嘔吐物也有酸臭味，通常在喝完奶或是吃完東西後不久吐出凝乳塊。孩子在進食油膩食物或是喝奶後會出現消化不良。

CHAMOMILLA：雖然這些孩子有典型的身體症狀，但是他們的心理症狀更顯突出。若孩子在發脾氣前、後，或發脾氣時出現消化問題，優先考慮此藥。她是相當急躁易怒的。會要求東西，但一旦到手，隨即又不要了。除了抱起搖晃或是熱敷腹部，沒有什麼可以滿足他們，而這些只能暫時紓緩不適。孩子腹部會脹氣，但是排氣後並不會減輕她的症狀。孩子會將身體蜷起來，拳打腳踢、大聲喊叫。腹部對觸碰非常敏感，全身冒冷汗。可能會有綠色、酸臭味的糞便或是含有未消化食物的腹瀉。她很會乾嘔。不喜歡溫飲。

Colocynthis：就像Chamomilla一樣，此藥適合在生氣前、後或生氣時出現消化問題的孩子使用。這些孩子會出現各式各樣的絞痛：腹部有被切割和掐擰的絞痛，即使是少量進食也會惡化；絞痛會伴隨噁心、腹瀉和脹氣，可因身體蜷縮或是趴臥而減緩。孩子可能會搭在椅子上或是趴在床上，因爲這樣能夠對腹部施壓。這種強而有力的按壓剛開始可以緩解症狀，但隨後腹部反而會對觸碰敏感而惡化。熱敷、行走、排氣或是排便可以暫時紓緩不適。會覺得口苦，舌頭感覺被燙傷一樣。

Ignatia：當孩子在悲傷或是焦慮後出現消化問題，應該考慮此藥。他們會有無痛但是急迫性的腹瀉。孩子胃部有沉重感，好像有包塊存在。可能會有排空感，可因進食而緩解。奇怪的是，噁心有時候也可以因進食而減輕。他們有特殊的食慾：討厭一般的食物、溫熱的食物和肉類；喜歡異國食物、酸的食物和難以消化的食物。有的時候會喜歡吃麵包，特別是裸麥麵包。拒絕水果、甜食和冷飲，有時在進食的時候會流汗。深呼吸會感覺紓緩，經常嘆氣。對於年輕女孩患有厭食症和暴食症者，這也是常用藥物。

IPECAC：當孩子持續噁心無法因嘔吐而緩解時，就應該考慮此藥。另一個典型症狀就是舌頭乾淨、沒有舌苔。有一點口渴，討厭食物。進食後感覺想吐，特別在吃了牛肉、豬肉、難以消化和油膩的食物、糕點、冰淇淋或是甜食後。感覺胃部空空的且鬆弛無力（就像是胃被倒吊著）。會流很多口水。腹部脹氣，觸碰會痛。如果有食物停滯在胃中，併有噁心和嘔吐。如果孩子又有其他Pulsatilla的症狀，就使用Pulsatilla；如果相對胃裡面是空的，就使用Ipecac。

Iris：頭痛和噁心、嘔吐、腹瀉（或是便秘）一起出現，是此藥的典型特徵。嘔吐物帶有酸味，類似醋的味道。孩子會大量流口水，整個消化系統都具有灼熱感（參閱頭痛）。

Lycopodium：當孩子進食任何東西後出現脹氣時，就需要此藥。他們不喜歡皮帶或是任何緊身褲勒著肚子，因為會對他們脹氣的腹部施加壓力。脹氣在下午四點到八點之間最嚴重。溫飲可以些微緩解；會因為冷飲、牡蠣、牛奶、豆子、包心菜和糕點而惡化。

NUX VOMICA：孩子在長期精神、情緒壓力或是過度進食、飲酒、吃藥（不管是孩子本身還是透過哺乳的母親）後出現消化不良，應該考慮此藥。想嘔吐，但吐不出來，會不斷作嘔；如果能吐的出來，反而能紓緩很多。腹部會有脹氣，觸碰會痛；經常需要鬆開褲頭。如果可以排氣，脹氣會好一些。會有胃酸逆流、腹部脹氣且便秘；腸子一直蠕動想要排便，好像大便永遠也解不乾淨似的。這些孩子煩躁不安，經常和消化問題一起出現頭痛。

PHOSPHORUS：孩子胃部有燒灼痛伴隨噁心、嘔吐或是腹瀉，是需要此藥治療的特徵。在溫熱的飲食後感覺更差，會想要喝冷飲；然而一旦這些食物在胃中加熱，就會導致噁心和嘔吐。孩子胃部有排空感，他們變得非常飢餓，在夜晚睡前時更嚴重。全身無力、焦慮和煩躁不安。

PULSATILLA：如果孩子屬於Pulsatilla型，或是孩子在進食太多水果、油膩的食物後出現消化問題，那麼此藥的價值就顯現了！（參閱第四章「一般特徵」）。他們也會在進食冰冷食物或是飲料、接觸冷空氣後或是歷經情緒低落後出現消化問題。在晚上，特別是晚餐後，會出現最嚴重的脹氣和噁心。糞便是多變的：有時呈水樣，有時成形；成型糞便也有不同型態的改變。嬰兒可能在晚上出現水樣綠色腹瀉。雖然討厭溫暖擁擠的房間，而喜歡涼爽的開放空間，但是他們還是怕冷。待在溫暖的房間噁心會加劇。在開放空間緩慢地行走可改善症狀。很難決定他想吃什麼。經常打嗝。

Sepia：孩子的噁心通常在早晨比較嚴重，併有胃部脫垂的排空感。即使聞到食物的味道也令她倒胃口。儘管噁心，她還是喜歡酸的食物，例如酸菜和醋。她也喜歡辛辣的食物和甜食，排斥肉類、油脂和牛奶。油脂、牛奶和麵包可能會加劇孩子的消化問題。

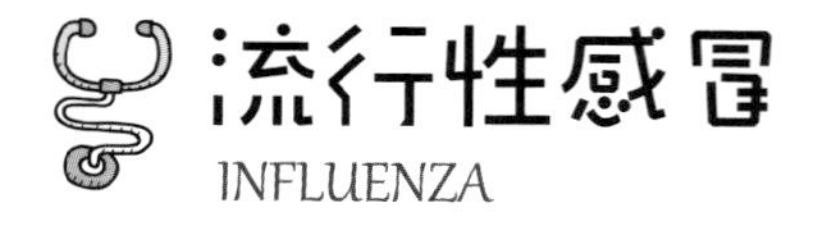

流行性感冒
INFLUENZA

孩子發燒超過華氏103.5度（攝氏39.7度，口溫測量）在六小時之內對下列藥物或是一般家庭基本處理都沒有反應的話，應儘速就醫。小於六個月的嬰兒發燒超過華氏100.5度（攝氏38度）就應送醫。小於兩個月的嬰兒，不管幾度的發燒都應該送醫處理。任何情況的發燒如果出現極度的煩躁不安、嗜睡、神智不清伴隨頸部僵直、癲癇、反覆嘔吐或是費力呼吸，應該立即送醫急救。

ACONITUM：此藥應該在症狀開始的24小時內給予。孩子會突然發燒、發冷。衣服穿不夠多或是起床不久後很容易受寒發冷。他的脈搏快速、有力，臉部潮紅或是會在紅白之間交替。

ANAS BARBARIAE：有管控的科學研究已經證實此藥能有效治療流行性感冒。在感冒開始的48小時內服用特別有效。有些順勢醫師視它爲流行性感冒的基本用藥，有些醫師發現當感冒突然發作，導致猛烈性的頭痛、疼痛性咳嗽或是孩子受到冷風吹後出現感冒症狀，它都可以作爲主要用藥。

Arsenicum：突然出現高燒，雖然虛弱但是卻坐立難安。孩子可能同時有頭痛、發冷、喉嚨痛、消化問題或是腹瀉最爲常見。相當口渴，但一次只啜飲幾口。非常怕冷。

BELLADONNA：需要此藥的孩子其特徵性症狀是臉部潮紅和黏膜通紅，特別是在雙唇和牙齦明顯。會突然出現高燒，頭部熱、四肢冰冷。你可以感受到孩子頭部散發出的熱度。她覺得乾熱（不流汗），有著強而有力的脈搏，當眼睛閉上時可能出現幻覺。睡覺時輾轉反側，可能會作惡夢。

BRYONIA：發燒病程較慢，典型症狀是身體疼痛會因爲動作而惡化。口乾舌燥，想要喝冷飲。溫暖的房間會加劇症狀；喜歡涼爽的房間和開放空間。頭痛發生在前額，會因爲動作而加劇。他煩躁不安，討厭被同情。

Eupatorium perfoliatum：需要此藥的孩子其特徵性症狀是骨頭疼痛，會因動作而惡化。這些孩子隨時都發冷，在早上七點到九點間最嚴重，會先出現口渴和後背痠痛的症狀。儘管發冷，他們還是會想喝冷飲甚至吃冰淇淋。

Ferrum phos：此藥主要針對發燒的第一階段。不像Aconitum和Belladonna，發燒來的那麼突然和嚴重，也不會像Gelsemium一樣疲倦，或是像Bryonia一樣的煩躁不安。

GELSEMIUM：這是流行性感冒最常用的藥物之一。孩子身體覺得極度虛弱和沉重；覺得眼皮很重，有時候只能半睜開眼。全身痠痛、後腦杓疼痛。完全不想動，不是因爲疼痛無法移動，而是因爲太虛弱以致連移動都讓他覺得筋疲力竭。他怕冷，會儘可能待在溫暖的地方。其中一個獨特的症狀是在排尿後，會有紓緩的感覺。另一個特徵是不口渴。此藥對於孩子一直好不了的症狀，特別是感冒後出現的疲憊，常常是有效的。

INFLUENZINUM：此藥應該在流感季節每月服用一次（30x）作爲預防。有助於感冒後一直持續的症狀。

Rhus tox：這些孩子的疼痛和僵硬會因爲休息和開始動作而惡化，可因持續動作而緩解。因爲持續動作可以使症狀緩解，所以他們看起來似乎是動不停，且輾轉反側。發燒與疼痛在夜間被窩中比較嚴重，除了後背和頸部的僵硬，也會覺得骨頭痛。他們可能會出現乾咳或是打噴嚏，會因爲冷或是沒穿夠衣服而惡化。發燒與發冷交替出現。舌頭前端呈現鮮紅色，屬於罕見但是相當具有代表性的一個症狀。

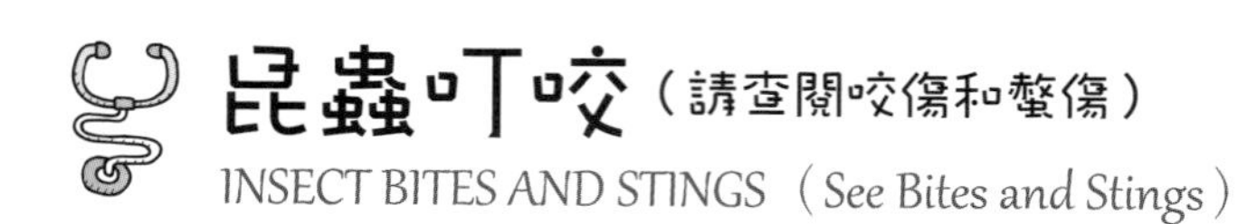

昆蟲叮咬（請查閱咬傷和螫傷）

INSECT BITES AND STINGS（See Bites and Stings）

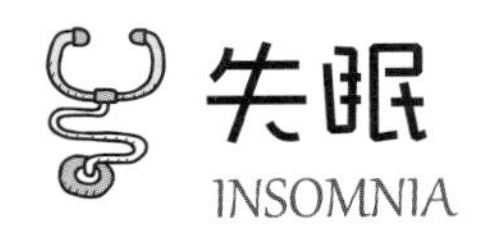

失眠
INSOMNIA

雖然必須使用專業體質用藥來深層治癒慢性失眠，順勢製劑也有助於因失眠所造成的急性症狀。

Aconitum：因為發燒或是令人焦慮的夢境讓這些孩子想睡卻難以入睡。他們睡不著，在被窩裡輾轉反側。

Argentum nit：孩子處在一種持續激動不安的狀態下，特別是在睡前。他們做事非常快速、行為衝動、動個不停，似乎是個充滿精力的人。睡眠被恐怖的夢境所干擾，如果房間溫度太高，他們會因此難以入睡。

ARSENICUM：許多症狀在午夜或是午夜過後會加劇。他們身體和心理上都是不安定的。她焦慮、害怕，會作惡夢。對他們的父母要求很多，經常大叫尋求他們的幫忙。她會口渴，但一次只啜飲幾口水。怕冷，會盡其所能的避免衣服穿不夠。

Chamomilla：由於極度的暴躁易怒或是極度的疼痛使他難以入眠。他會要求東西，但一旦到手卻又不要。想睡卻睡不著。被抱起或是放在搖籃裡搖晃可以暫時緩解不適。會踢被，在睡眠中會呻吟、抽動。

COFFEA：這是失眠時首先考慮的用藥之一，尤其當孩子對於隔天要做的事有不斷的想法和計畫、腦子轉動不休時使用。有時候會因為好消息而過度興奮，這種興奮狀態會讓他們難以入睡。對聲音也是過度敏感的。若哺乳的媽媽喝咖啡，對她喝母奶的嬰兒用此藥也非常適合。

IGNATIA：需要此藥的孩子其特徵性症狀就是經常打哈欠。通常因爲悲傷造成失眠。他們非常淺眠，任何輕微的聲音都會造成干擾。在睡眠中肢體會抽動、作很多夢。

KALI PHOSPHORICUM：若孩子晚上作惡夢驚醒後就難以再入睡，就應該用此藥了。大多時候，孩子會驚叫而醒，他們焦慮、容易受驚且煩躁，特別會坐立不安。他思潮不斷，不只對所作的惡夢，也對最近生活中發生的任何事情感到焦慮。

NUX VOMICA：孩子的思緒充滿焦慮，他們擔心、易怒，會作關於學校或是爭吵的夢。對任何噪音都很敏感，容易被輕微的干擾所激怒。他們會在清晨三、四點醒來，然後就難以再入睡。失眠因藥物副作用而引起。

Pulsatilla：孩子會排斥任何將她與父母分開的情況，而拒絕去睡覺。她容易受影響，若是在睡前聽了恐怖的故事，或是任何干擾她情緒的事情，可能就難以入睡。她會有反覆的思緒，害怕在黑暗中獨處，經常在半夜起身到父母的床上去，甚至會作被父母遺棄的惡夢。喜歡在房間開燈，喜歡被搖著入睡，會以雙手放在頭上的姿勢睡著。她的失眠會因爲溫暖或是待在擁擠的房間而加劇；不喜歡蓋被，通常會把被踢掉，而被冷醒。

RHUS TOX：孩子的睡眠很容易被干擾。持續的動作可減緩她的疼痛，躺下睡覺不動會加劇症狀；在床上輾轉反側，很難找到舒服的姿勢。會在半夜起床，因爲覺得全身僵硬；一開始動會覺得痛，但是越動反而疼痛會減輕。

STRAMONIUM：若孩子充滿恐懼，經常在半夜醒來，就要考慮使用此藥。在睡覺時肌肉可能會抽搐、抽筋，甚至會出現幻想，例如：看到鬼、動物甚至死神。

Staphysagria：若孩子因為情緒高張，一直想著過去的事情而難以入睡，特別是她的自尊受損或是情緒受到壓抑時，應該考慮此藥。對於受虐兒，這是常見用藥。這些孩子在下午非常想睡，經常打哈欠、伸懶腰。他們也會作可怕的夢。

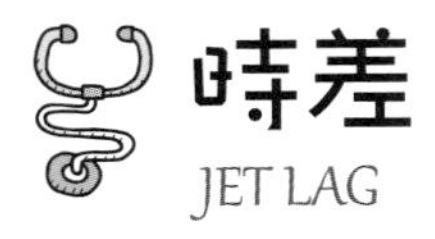

時差

JET LAG

ARNICA：Arnica 是對時差最常使用的順勢製劑。

COCCULUS：孩子感覺輕微心神混亂、精神恍惚或是頭暈，考慮此藥。

Gelsemium：當孩子焦慮、緊張、筋疲力竭甚至顫抖，應該用此藥。

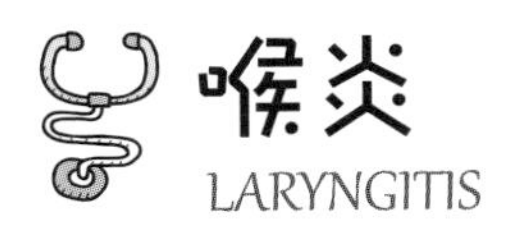

喉炎

LARYNGITIS

Aconitum：建議在孩子著涼後出現喉炎時使用。他可能還會出現乾咳。

Allium cepa：使用此藥的適應症是感冒時出現聲音沙啞，尤其鼻涕是透明、水樣的。

Argentum nit：此藥有助於那些緊張、不安、總是動不停的孩子。喉炎在唱歌、講話或是吼叫過多後產生。

CAUSTICUM：嗓音過度使用者，最能從此藥獲益。它也是孩子在表演或是考試前緊張最常使用的藥物。

Hepar sulphur：需要此藥的孩子其典型症狀是聲音非常沙啞伴隨犬吠樣咳嗽，在著涼後或是在炙熱的氣候下發生聲音沙啞，早晨症狀比較嚴重。他們可能有喉嚨痛，且在吞嚥時疼痛會延伸至耳朵。

Kali bic：特徵性症狀是會有厚稠、粘性的黃色黏液咳出。他同時會有感冒，經常想把黏液咳出。總覺得喉嚨裡有毛髮。聲音沙啞在飲食後、沒蓋被或是在寒冷氣候下比較嚴重；溫暖或躺在被窩中則會緩解。

PHOSPHORUS：孩子有乾咳，在早晨覺得喉嚨有被搔刮、灼熱的疼痛，需要咳出黏液才行。特徵是感冒伴隨聲音沙啞。孩子喜歡喝冰飲以緩解不適。

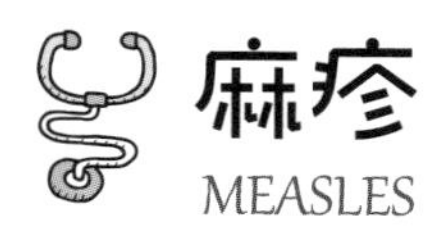

麻疹
MEASLES

雖然順勢製劑對麻疹的治療是有效的，但可能會有併發症產生，所以也

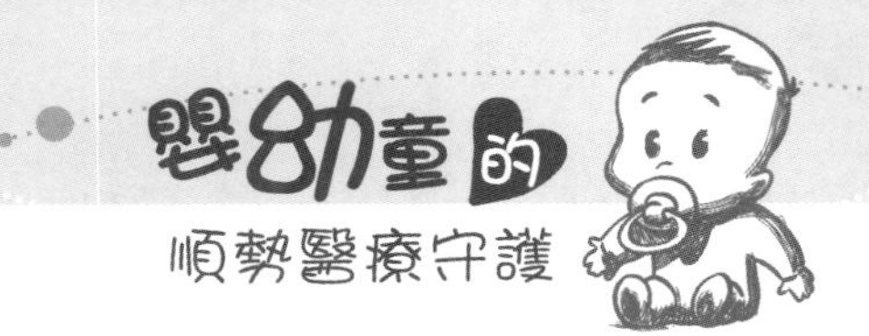

應該考慮送醫處理。

ACONITUM：用於麻疹的初期有效。孩子會有高燒、犬吠樣的乾咳和通紅的結膜（紅眼睛）。他的皮膚有灼熱感且很癢，睡不著、緊張、害怕。輾轉反側。

Apis：在這樣的個案中，孩子身上開始起疹，在紅疹還未全冒出來時，疹子就消失了，雖然如此，孩子並不覺得紓緩。癢的感覺會因爲溫熱而惡化，臉和眼皮是腫脹的。

BELLADONNA：此藥通常用於麻疹剛開始的階段，突然出現高燒、臉通紅、頭抽痛等症狀。孩子昏昏欲睡，有一點譫妄、卻難以入眠。儘管發燒，但不覺口渴。

Bryonia：在這樣的個案中，麻疹所產生的皮疹會延遲出現。孩子有嚴重的乾咳，但無痰。任何動作都會造成疼痛，可能會有輕微的精神錯亂。

Euphrasia：孩子會發燒和起紅疹，眼淚有刺激性，鼻涕則不具刺激性。對光線敏感。只在白天咳嗽。

Gelsemium：症狀的起始緩慢。發燒、相當無力、全身特別是眼皮有沉重感。不覺口渴。

Kali bic：孩子有厚稠的鼻涕，還有具燒灼感的眼淚。唾腺水腫明顯，從耳朵至頭頸會出現刺痛。

PULSATILLA：這些孩子有輕微的痲疹。發燒時，體溫不高，也不會太疼痛，然而孩子會有大量的眼淚和鼻涕。夜間有乾咳，白天痰較易咳出。耳朵可能會發炎。雖然嘴巴乾，但不口渴。

Sulphur：孩子看起來發紫。她的癢會因爲搔抓而加劇。黏膜是通紅的，非常口渴。咳嗽和腹瀉在早晨最嚴重。

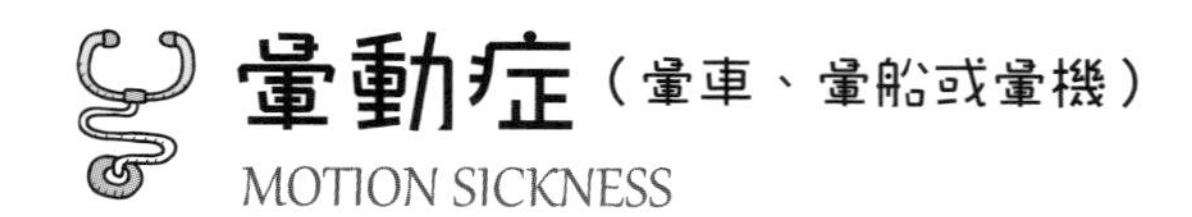

暈動症（暈車、暈船或暈機）
MOTION SICKNESS

Borax：孩子對下行的移動會恐懼或是不舒服，例如飛機要下降時或是船的上下顛簸。

COCCULUS：不管是暈車、暈船或是暈機，它都是主要的用藥之一。孩子覺得頭暈、想吐，與需要Tabacum的孩子不同的是，他會因爲新鮮空氣而變得更嚴重。飲食過後會暈得更厲害，躺下時會覺得紓緩一些。他的頭和胃會有排空感。可能會發抖。

Petroleum：孩子在起飛的時候覺得頭暈、想吐，胃有下沉的感覺。後腦杓有疼痛感，在新鮮空氣下症狀比較嚴重。

Sepia：如果孩子在旅行途中因爲閱讀而出現暈車、暈船或暈機，考慮此藥。

TABACUM：除了頭暈和噁心，孩子會覺得發冷、無力、流汗、胃部有下垂感。嘔吐過後會比較舒服。在開放空間較爲紓緩，在擁擠的房間感覺更差。一個罕見卻有助於判定是否適合使用Tabacum的症狀是：孩子覺得噁心時，是否露出腹部感覺較舒服？

腮腺炎
MUMPS

用順勢製劑治療一般腮腺炎的個案是有效的，有助於減少併發症的發生。然而，任何得到腮腺炎的青少年，出現聽力問題或是出現抽筋、頸部僵直、嚴重頭痛、虛弱無力者，都應該儘速就醫。

Aconitum：對腮腺炎的初期是有用的。會突然出現發燒；是不安、焦慮的；非常口渴。

BELLADONNA：孩子臉部通紅，頭部抽痛。腮腺腫大，摸起來會燙手。很睏倦，但是卻難以入睡。

Mercurius：能因此藥受惠的孩子，其右邊的腮腺是腫大的。他們的汗液和唾液非常多且有惡臭味。

PHYTOLACCA：當孩子右側腮腺像石頭一樣硬時，就可以考慮使用此藥。喉嚨疼的疼痛延伸至耳朵，孩子會忍不住想咬緊牙關。其中一個特徵性症狀就是當伸舌的時候會出現疼痛。症狀在寒冷或是潮溼的氣候下會變得更嚴重。

PILOCARPINUM：有些順勢醫師認爲這是腮腺炎的最佳用藥，除了會流過多的口水和汗液外，這個藥很少有其他特徵性的症狀。此藥也有助於治療腮腺炎出現的併發症。

Pulsatilla：此藥有助於治療接近青春期的孩子在得到腮腺炎後，所出現乳腺或睪丸的腫大。孩子儘管發燒但不口渴，待在溫暖的房間較不舒服。

Rhus tox：這些孩子有腫大的腺體，在左側比較嚴重。症狀會因爲寒冷而加劇，在嘴唇上可能會出現皰疹。

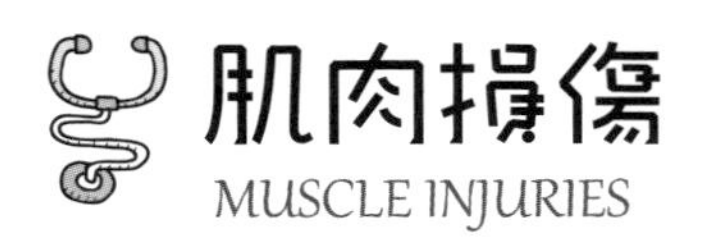

肌肉損傷
MUSCLE INJURIES

ARNICA：此藥可內服和外用，對過度使用或是受傷所造成的肌肉疼痛是有效的。對於持續擾人的舊傷，它也是很好的用藥。

Bellis perennis：當受傷後持續有包塊存在，就應該給此藥。

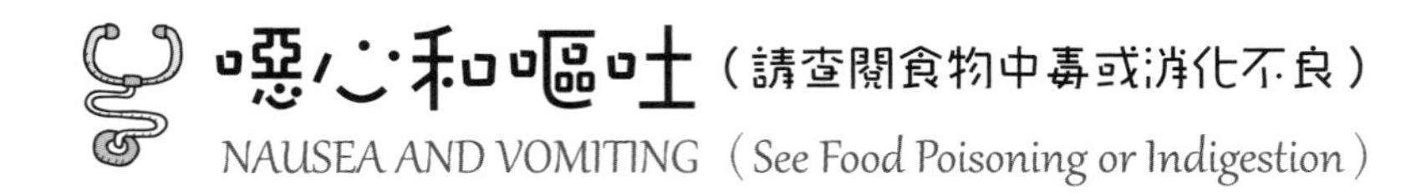

噁心和嘔吐（請查閱食物中毒或消化不良）
NAUSEA AND VOMITING（See Food Poisoning or Indigestion）

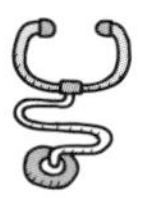

神經損傷（請查閱手指、腳趾壓傷）

NERVE INJURIES（See also Smashed Fingers or Toes）

神經傷害可以是很嚴重的。如果出現麻木或是失去感覺時應儘速就醫。

HYPERICUM：對於神經或是富含神經的身體部位受到傷害，如：手指腳趾壓碎、跌倒傷到脊椎、頭部受到撞擊或是門牙、舌頭受傷，這是主要的用藥。如果孩子在頭部創傷後出現抽筋，送醫途中首先就要考慮此藥。它也有助於幻肢痛、抽痛或是任何其他受傷後出現的神經問題。

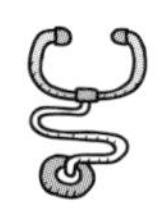

精神緊張、坐立難安

NERVOUS RESTLESSNESS

雖然必須使用體質用藥來深層治療長期的過動狀態，順勢製劑對處理精神緊張、過動所造成的急性症狀通常是有效的。

ARGENTUM NIT：這些孩子處在持續激動的狀態。他們做事情很急躁，行爲衝動、坐立難安、精力充沛；會營造一股騷亂的氣氛。他們對健康和即將發生的事情感到焦慮。對甜食有強烈的渴望，雖然這些食物會使他們的症狀更嚴重。孩子的身體是溫暖的，會因爲熱而加劇症狀。

ARSENICUM：孩子相當煩躁不安，高度緊張、興奮，容易受到驚嚇。不管對一般生活情形或是特定事件，他總是很焦慮。感覺被迫從被窩移動到椅子上、從椅子上移到床上、從這個房間到另一個房間。心理上，很擔心增加麻煩。覺得自己的問題比實際更嚴重。可能會一直問父母到底出了什麼問題。他很挑剔，即使在生病相當嚴重的情況下，這種焦慮和吹毛求疵的個性也迫使他去清理房間。會害怕獨處或是待在黑暗中。他富有想像力的思緒造成恐懼和不安，迫使他離開被窩奔向父母的懷抱。

CHAMOMILLA：此藥特別常用於煩躁不安的嬰兒，也對嬰兒發脾氣時有所幫助。她會要求東西，但是東西一旦到手隨即又不要了。雖然放在搖籃裡搖、將她抱起可以短暫緩解她的不適，但是基本上沒有什麼能取悅她。

Coffea：當哺乳的母親喝咖啡，此藥有助於她喝母奶的嬰兒不受咖啡因影響。對於動作、飲食、講話和玩遊戲上都匆匆忙忙的孩子，此藥也有所幫助。他們在身體上和心理上都是煩躁不安的。

NUX VOMICA：對過動和過度興奮的孩子有用。他們會在家裡、公共場所發脾氣。會推開任何試圖想阻止他們的人。他們在叛逆下成長。高度警戒的神經系統讓他對觸碰、疼痛、噪音、氣味、音樂、食物和藥物很敏感。很淺眠，易醒，對吵他起床的人很生氣。

Rhus tox：孩子在身體上和心理上是不安的。她總是動來動去，感覺維持在一個姿勢下，讓她非常不自在。特別在晚上比較煩躁不安，會在被窩裡輾轉反側。她容易感到困惑，忘記身處何處，或是爲何要起身去別處。

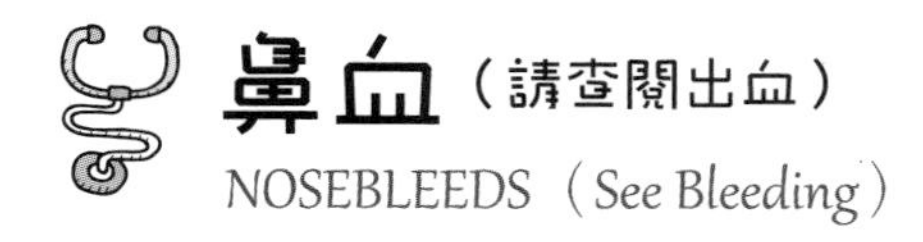

鼻血（請查閱出血）

NOSEBLEEDS（See Bleeding）

接觸毒葛或橡樹

POISON IVY OR OAK

ANACARDIUM：此藥在孩子接觸毒葛或是橡樹後，產生癢和燒灼感時使用，症狀會因搔抓後更嚴重。孩子變得躁動不安，會使用暴力性的字眼，他不生病時通常是不會這樣做的；也會變得漫不經心。皮疹容易長在臉上（雖然此藥並非專治皮疹，但是也可以緩解）。搓揉和進食可以暫時緩解不適。孩子會因爲熱敷而感覺較舒服，但是洗熱水澡反而會加重症狀。在膿皰周圍會發紅。

Croton tig：一直發癢的感覺導致孩子會猛力的搔抓，造成更有灼熱感；然而輕輕搔抓或是搓揉則會緩解不適。皮膚覺得緊繃、有皮包骨的感覺，這種感覺在睡覺時暫時消失。此藥特別對臉上或是生殖器出現的皮疹有效（雖然不會只侷限在這些區域）。皮膚相當紅潤，有時呈鮮紅色。這些隆起的皮疹有小水泡，會有滲出液，然後變乾形成黃色的結痂。

Graphites：需要此藥的孩子其特徵性症狀是皮疹會滲出厚稠、粘性、蜂蜜樣的液體。在關節周圍、有衣服遮蓋部位的皮膚通常是比較容易受累的地方。可以是非常嚴重的癢，伴隨燒灼感和刺痛，通常在夜間、熱、碰水後變得更爲嚴重。

LEDUM：此藥的適應症就是皮膚紅疹發癢，會因爲冷水或是冰敷而緩解。它可以在一碰到毒葛或是橡樹後馬上使用，防止皮疹繼續擴張。

RHUS TOX：若孩子有皮疹隆起，造成發癢、燒灼感，而且搔抓不會紓緩症狀反而增加刺激感時，考慮使用這個藥物。紅疹產生的刺痛和燒灼感會因在夜間、被窩的溫暖而加劇。雖然熱水，特別是滾燙的熱水和熱敷可以緩解症狀，但是洗澡卻會使症狀惡化。皮膚隆起的紅疹可能會出現膿皰，有時在之前搔抓處會出現線狀隆起。有些順勢醫師建議在這樣的情況下使用3x或是6x的勢能藥是更有效的。

Sepia：孩子的不適不會因爲搔抓而緩解。他們的皮膚整體呈現灰暗、黃色色調。

SULPHUR：孩子皮疹所造成的癢和燒灼感會因爲洗熱水澡而更爲嚴重。溫暖，特別是被窩的暖度會加劇這個情況。搔抓後感覺會好一些，但是通常更覺燒灼感。孩子會不停地想去搔抓直到流血爲止。

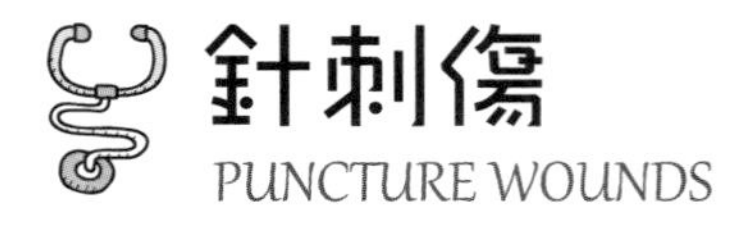

針刺傷
PUNCTURE WOUNDS

任何深部或是骯髒的傷口（例如踩在生鏽的釘子上）都需要送醫處理。

LEDUM：對於針刺傷，這是主要的用藥。傷口會因爲溫暖，特別是被窩的暖度而惡化，冰敷會緩解。傷口對觸碰非常敏感。

STAPHYSAGRIA：此藥對於深部針刺傷或是刀刺傷，特別是那些會影響到器官的傷口使用。

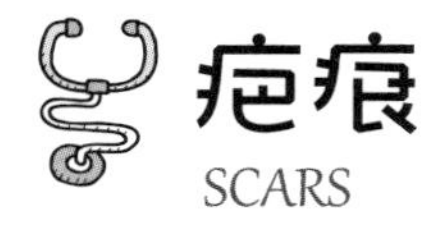

疤痕
SCARS

順勢製劑有時候可以減少孩子疤痕形成的程度。

CALENDULA：應該直接將酊劑（未稀釋的）、凝膠、噴劑或是油劑直接敷在疤痕或是周圍的組織上。

GRAPHITES：這是對受傷引起的蟹足腫（一種纖維瘤，在皮膚上形成質地硬、形狀不規則的隆起）主要內服用藥。

受傷後休克
SHOCK FROM INJURY

可以用順勢療法處理休克，但是嚴重休克的孩子還是應儘速就醫治療。如果孩子出現心跳加速、淺而不規則的呼吸、神智不清或是失去意識，就必須急救。

ACONITUM：若孩子非常煩躁、焦慮、害怕的話，請給此藥。

ARNICA：Arnica是受傷後休克的主要用藥，在孩子因爲創傷疼痛，或是因爲傷勢的進展變得神智不清時使用；而Aconitum則是針對因身體疼痛所出現的情緒波動。

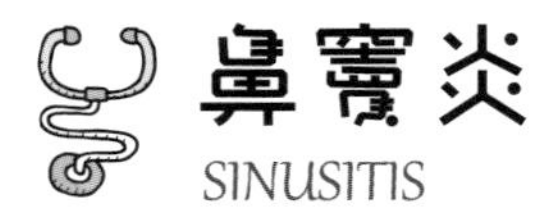

鼻竇炎
SINUSITIS

雖然必須使用體質用藥來深層治癒慢性鼻竇炎，順勢製劑對鼻竇炎所造成的急性症狀通常是有效的。

Arsenicum：孩子覺得鼻竇有抽痛和燒灼痛，光線、噪音、動作、午夜過後會加劇症狀，可能是因爲焦慮、運動、興奮而引發。覺得安靜地躺在暗室、頭墊高和涼爽的空氣，會讓他舒服些。感覺牙齒長太長，刮到口腔黏膜而疼痛。噁心、嘔吐可能伴隨鼻竇炎一起出現。

BELLADONNA：在前額出現抽痛；頭痛來的快去的也快。（參閱頭痛）

HEPAR SULPHUR：此藥很少用在鼻竇炎初期。孩子因爲接觸一點點冷空氣就打噴嚏然後進展爲鼻竇炎，鼻涕厚稠且呈黃色。鼻孔因爲刺激性的鼻涕而感覺非常痠痛，鼻道對冷空氣也會變得比較敏感。孩子的頭痛，感覺像是釘子或是塞子插在頭裡，是一種快爆炸的疼痛。前額頭痛會因爲搖頭、移動、坐車、彎腰、轉動眼球或僅僅因爲帽子的重量而變得更嚴重；但是綁帶緊緊地纏繞所造成的壓力卻可以紓緩不適。頭皮變得很敏感，甚至梳頭也覺得疼痛。

KALI BIC：需要此藥治療鼻竇炎的孩子其特徵性症狀是出現厚稠、粘性的鼻涕。鼻根處極度疼痛，按壓可以緩解不適。頭皮和骨頭覺得痠痛，從坐姿起身時會覺得暈眩和噁心，嚴重的疼痛可能會導致視力模糊。疼痛會因爲寒冷、光線、噪音、行走和彎腰而加劇，在早晨（特別是起床時或是早上九點）或是夜晚症狀加劇。孩子喜歡在暗室躺下，給予溫暖，喝溫飲或是過度進食後，感覺較舒服。

Mercurius：孩子覺得頭好像被老虎鉗鉗住了，疼痛在開放空間、睡覺時、飲食過後變得嚴重。疼痛也會因爲極冷極熱而加劇。頭皮和鼻子對觸碰變得非常敏感。覺得牙齒長得太長，刮到口腔黏膜而疼痛。會流過多的口水。鼻涕通常是綠色的，太黏稠而無法流出來，氣味難聞且具刺激性。

PULSATILLA：孩子在溫暖的房間躺下時，頭痛變得更厲害；在涼爽空氣下症狀緩解。孩子在過熱狀態之後可能引發鼻竇炎。彎腰、坐姿、從躺著起身和進食會加劇頭痛，通常出現在前額，且併有消化問題。在開放空間緩慢行走或是頭用繃帶緊緊纏繞都可以緩解不適。這種情形常在學校發生。鼻涕通常是厚稠的，呈黃色或綠色。

Silicea：孩子通常會有慢性鼻塞。感覺頭快要爆炸了，頭痛通常在右眼上方比較厲害。會因爲心智活動（學生在準備考試時容易得鼻竇炎）而加劇。冷空氣、轉頭、光線或是噪音都會使頭痛加劇。熱敷或是用繃帶緊緊纏繞頭部可以緩解不適。

Spigella：若孩子出現伴著刺痛的鼻竇炎，且左側較嚴重的話，就需要此藥了。暴露於寒冷或是潮溼的氣候下容易得鼻竇炎。溫暖、彎腰或是低頭會讓他們感覺到疼痛，冰敷或是用冷水清洗可緩解一些不適。

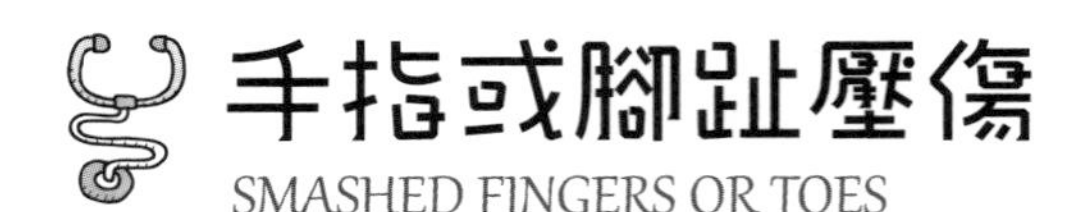

手指或腳趾壓傷
SMASHED FINGERS OR TOES

Arnica：在受傷後休克的初期使用此藥，幫助身體重新吸收皮下出血。（同時應用Hypericum，加速癒合）

HYPERICUM：幫助減少受傷出現的刺痛和抽痛，修復任何受損的神經。

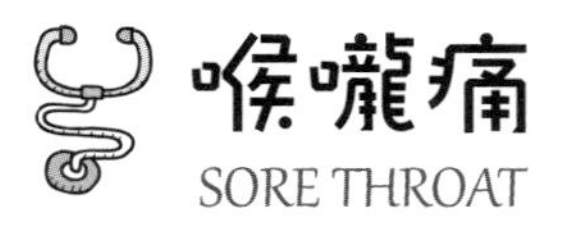

喉嚨痛
SORE THROAT

雖然必須使用體質用藥來深層治癒慢性、反覆性的喉嚨痛，順勢製劑對喉嚨痛所造成的急性症狀通常是有效的。若孩子喉嚨嚴重疼痛，或是難以張嘴、吞嚥困難，都應該作細菌培養以確定是否有鏈球菌感染。

ACONITUM：在喉嚨痛剛發病的時候，考慮此藥。經常在接觸冷空氣後，症狀突然出現。有燒灼感，喉嚨乾、紅且腫大。

APIS：孩子的喉嚨泛紅、發炎，伴有腫大的扁桃腺，會因爲熱飲或熱食而加劇，喝冷飲或是吸吮冰塊可以緩解症狀。當喉嚨痛得厲害甚至孩子不願意吞嚥時，應該考慮此藥。喉嚨不只看起來紅，還會發亮。喉嚨乾且有灼熱的刺痛。孩子覺得喉嚨有緊縮感，裡外都腫，上喉嚨的懸壅垂也是腫大的。他覺得像是有魚刺卡在喉嚨裡，難以吞嚥。早晨可能會聲音沙啞，無法忍受任何圍繞脖子的東西。

Arsenicum：當孩子的喉嚨灼熱痛可因熱食或熱飲緩解，因冷食或冷飲而加劇時，考慮此藥。症狀可能從流鼻涕開始，之後轉變成喉嚨痛。疼痛通常在右側比較嚴重，會口乾，相當口渴，經常想啜飲幾口水。

BELLADONNA：此藥是急性扁桃腺炎的常用藥，也適用於其他類型的初期喉嚨痛。扁桃腺顯著泛紅，通常呈暗紅色。喉嚨有燒灼痛，儘管呑嚥會造成疼痛，還是會一直想呑口水。喉嚨有緊縮感以致難以呑嚥，甚至連喝水都有困難。孩子會想要喝檸檬水。咽喉發癢。會高燒。典型症狀是頭發熱、四肢冰冷。

Ferrum phos：此藥常用於急性、不太嚴重的扁桃腺炎。發炎不會突然開始，疼痛也不劇烈。特別在起床的時候，喉嚨又紅又腫。呑嚥時感覺疼痛，通常是灼熱痛，會因爲冰敷而感覺較舒服。可能會聲音沙啞，此藥也有助於因歌唱過多所造成的喉嚨痛。

Hepar sulphur：當孩子覺得有枝條卡在喉嚨的感覺，或是在著涼後出現喉嚨痛，就要考慮此藥。扁桃腺腫大，疼痛地搏動著。呑嚥造成的疼痛會放射至耳朵。熱飲可緩解些許不適。孩子對觸碰和冰冷非常敏感，極度煩躁不安。

Ignatia：喉嚨痛的特徵性症狀是呑嚥食物可以緩解不適，而呑口水則會加劇。（Lachesis也有這個症狀）。孩子甚至在沒呑嚥時也可能會喉嚨痛，感覺像是有包塊卡在喉嚨裡，有時候症狀的出現與壓抑強烈的情感有關係。有時候會聲音沙啞，或是完全失聲。她相當情緒化，會經常深呼吸或是嘆氣。

LACHESIS：若孩子的喉嚨痛在左側比較嚴重，通常就使用這個藥物。喉嚨左側的腺體較爲腫大，且喉嚨內部的左側也比較紅，有時泛紫。一直感覺癢，像是有魚骨頭卡在喉嚨裡。疼痛會因爲呑口水或是喝溫、熱飲而更嚴重；因爲呑嚥食物而減輕疼痛。當孩子試著想咳出痰時，喉嚨特別痛。喉嚨對觸碰相當敏感，這也說明了爲什麼孩子不喜歡穿高領的原因。

Lycopodium：當喉嚨疼痛在右側比較嚴重，或是症狀從右側開始，之後轉移至左側時，就應該考慮此藥。孩子可能不會感覺有所差異，但如果你仔細檢查喉嚨，會發現一側喉嚨發炎比另一側更厲害。疼痛會因爲呑冷水而加劇，而熱飲則可緩解。孩子可能會有梗到的感覺，像是有顆球卡在喉嚨裡。

MERCURIUS：感冒從喉嚨症狀開始出現。會一直想呑嚥，但每呑必痛。在極端的個案中，呑嚥時會有梗到的感覺。喉嚨又紅又腫併有灼熱疼痛。儘管嘴裡有大量的口水，喉嚨還是覺得很乾。口水很多，必須經常呑口水，甚至會把枕頭弄溼。扁桃腺和淋巴結腫大，喉嚨痛會延伸至耳朵。喉嚨有時會有潰瘍，右側較嚴重。另一個特徵性症狀是口臭。當孩子有這些症狀伴隨左側喉嚨痛時，請用Mercurius iodatus ruber；當右側喉嚨痛時，請用Mercurius iodatus flavus。

Phytolacca：兩種形態的呑嚥痛會需要此藥治療：喉嚨的抽痛延伸至耳朵；孩子伸舌頭時出現舌根疼痛。喉嚨有粗糙不平的感覺，通常右側較嚴重，且症狀在喝熱飲時會加劇。感覺喉嚨腫大、有緊縮感。扁桃腺也會腫大，有可能已經腫了一段時間。頸部的腺體也是腫大的。

RHUS TOX：孩子在開始呑嚥時會出現喉嚨痛，但是呑嚥次數越多，反而能減輕症狀。

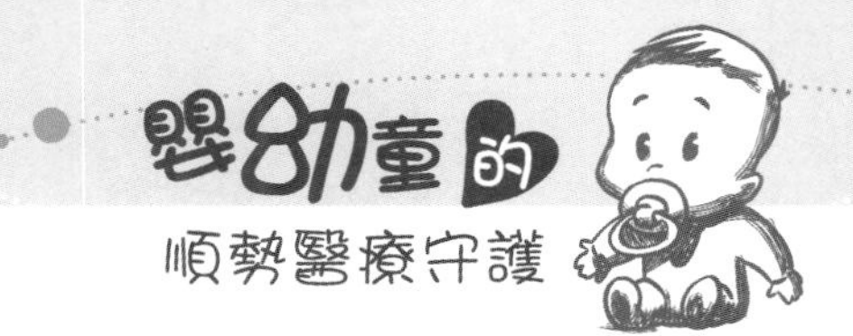

Sulphur：孩子喉嚨有灼熱痛，會因為溫食或溫飲而加劇，因冷飲而緩解，此藥將有所幫助。他們會有腫大的扁桃腺和令人不快的呼吸味道。

Wyethia：當孩子口腔上顎或是喉嚨有發癢的感覺進而刺激咳嗽，就應該考慮此藥。另一個重要的適應症，就是過敏引起的喉嚨痛。此藥也對孩子歌唱過多或是過度使用喉嚨造成的喉嚨痛有效。通常喉嚨乾、熱且腫大，儘管吞嚥困難，還是會一直想吞口水。

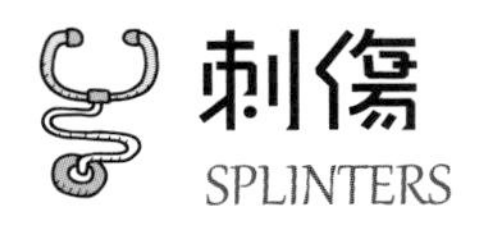

刺傷
SPLINTERS

順勢製劑有助於移除深深包埋在皮膚裡的碎片，正確的順勢製劑可以強化身體排出異物的力量。

HEPAR SULPHUR：對於包埋在皮膚裡無法輕易用鑷子移除的碎片，如果用Silicea無效時，考慮此藥。

SILICEA：Silicea是幫助身體排出包埋在皮下的碎片或異物的主要用藥。

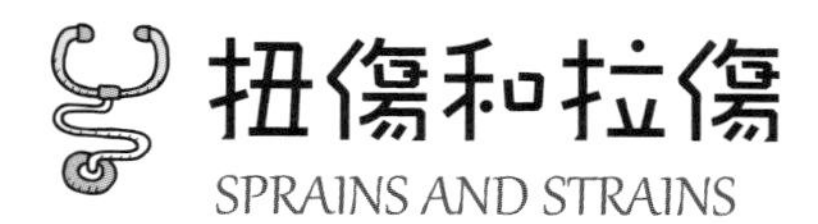

扭傷和拉傷
SPRAINS AND STRAINS

ARNICA：對於受傷或運動過度造成的扭傷和拉傷，這是首先使用的藥物，其他藥物都應該在這之後使用。

Bellis perennis：當孩子嚴重扭傷，考慮此藥。

Bryonia：當Arnica和Rhus tox對扭傷治療作用不理想時，使用此藥。它也對這類傷害造成的疼痛有效（會因爲任何動作而惡化）。

Ledum：腳踝容易扭傷者，可因此藥受益。

RHUS TOX：此藥爲扭傷的主要用藥。Arnica首先減少腫脹，Rhus tox則幫助傷勢的復原。傷處會覺得僵硬和疼痛，在一開始動作時會惡化，但持續動作疼痛就會慢慢減輕。對於運動過度造成的拉傷和扭傷，特別是那些不常使用的肌肉它也是有幫助的。

RUTA：對於孩子猛力扭傷或是韌帶撕裂造成的嚴重拉傷，此藥有所幫助。患處摸起來是熱的。英國人通常將此藥與Arnica交替使用。

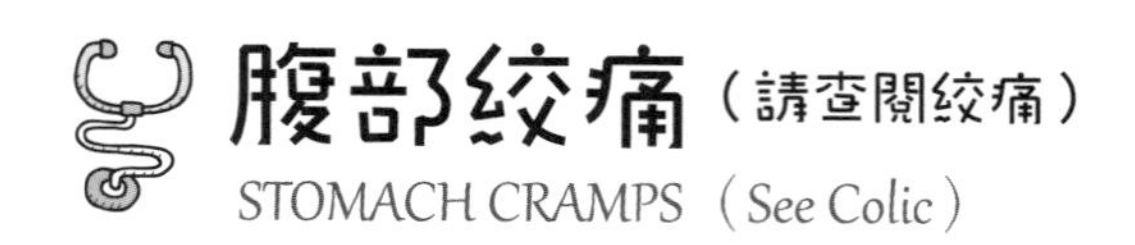

腹部絞痛（請查閱絞痛）
STOMACH CRAMPS （See Colic）

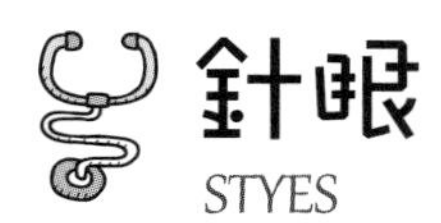

針眼
STYES

Apis：眼淚有灼熱感且眼皮腫脹，若症狀因爲熱而加劇，因冷敷紓緩，用此藥治療是有效的。

BELLADONNA：針眼發病非常快速。眼睛既紅且乾，孩子對光線敏感，且瞳孔放大。

PULSATILLA：針眼復發，會因爲熱敷而加劇，冷敷而紓緩。上眼皮是好發部位，有時會出現黃色或是綠色的分泌物。

Staphysagria：就像需要Pulsatilla的孩子一樣，會有反覆發作的針眼，但他們眼皮邊緣會更癢。

Sulphur：灼熱痛會因爲熱和洗澡加劇。任何眼睛的分泌物都會刺激周圍的皮膚。

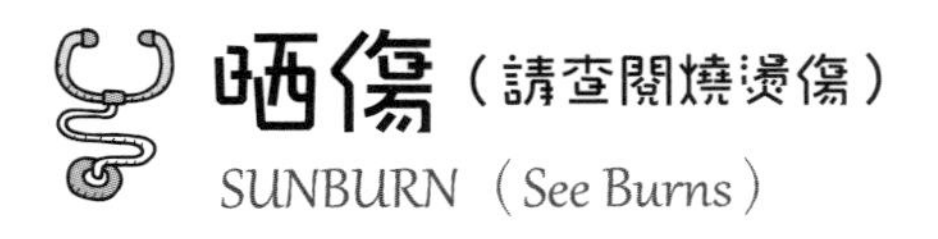

晒傷（請查閱燒燙傷）
SUNBURN（See Burns）

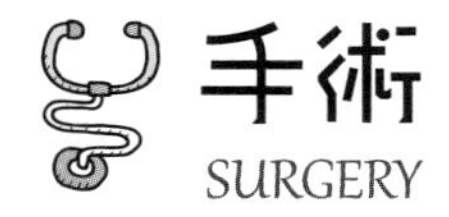

手術
SURGERY

下列藥物在幫助孩子身體調適手術所造成的休克和加速癒合的過程上是相當有價值的。以X光作爲輔助診斷工具，或是癌症放射治療所產生的潛在問題，有些藥物是可以幫助的。當孩子需要手術時，專業的順勢療法可作爲有用的輔助治療。

Aconitum：孩子在手術前後害怕、焦慮和不安，應該考慮此藥。

ARNICA：此藥是生理性休克或手術造成傷害的最佳用藥。

Bellis perennis：此藥對腹部手術前、後有幫助。

Ginseng：此藥已被證實可減少一些放射治療的副作用。在放射治療前每四小時給一次6c或30c勢能的藥，共三次；在接下來的兩天，每三小時給一次同等劑量的藥。

HYPERICUM：此藥主要針對涉及神經組織的手術，在術前和術後有所幫助，例如手、腳、脊椎、眼睛和頭部的手術，或是任何會造成銳痛和抽痛的手術。對於牙科手術出現銳痛和抽痛者，它也是極有價值的。

RUTA：孩子骨頭或是牙齒需要手術時，應該考慮此藥。此藥也可減少放射治療的一些副作用。在牙齒照X光前後，可以選用此藥。在放射治療前，每四小時給一次30c勢能的藥，共三次；在接下來的兩天，每三小時給一次同等劑量的藥。

Staphysagria：此藥是腹部手術前、後的最佳用藥。

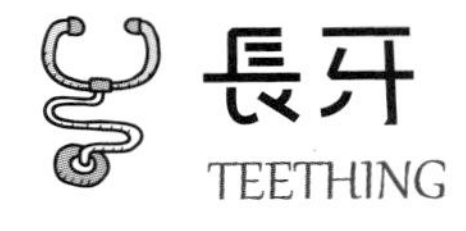

長牙
TEETHING

BELLADONNA：劇烈的疼痛使得這些嬰兒煩躁不安，導致他們會踢叫或是咬人。牙齦和雙唇非常紅，可能會抽動。

CALCAREA CARB：這些嬰兒較晚才長牙（過了一歲後）。長牙時頭部會出汗，夜間會磨牙。通常他會將手指放進嘴巴裡，試著想緩解疼痛。他的汗液、糞便和嘔吐物都有酸臭味。

Calcarea phos：此藥適用於瘦小甚至瘦弱的嬰兒；他們較慢學會走路、長牙也較晚（過了一歲後），整體而言發展都比別人慢。長牙時容易腹瀉伴有脹氣。

CHAMOMILLA：此藥是長牙時首先考慮的用藥，除非有其他特徵指向其他用藥。孩子是相當煩躁不安且不耐煩的，會要求東西，但是一旦到手隨即又不要了。似乎處在極大的痛苦中。會因爲觸碰而加劇症狀，雖然放進搖籃裡搖晃和抱起可以暫時使她安靜，但是基本上，沒有什麼可以緩解她的症狀。她會將手指放進嘴巴裡以緩解疼痛。一邊的臉頰通常是又熱又紅（牙齦發炎的那邊），另一邊則是又白又冷。冰敷稍可緩解。她們入睡困難，通常也會讓你睡不著。可能會出現綠色的糞便，味道聞起來像是腐敗的雞蛋。手臂和雙腳會痙攣或是抽筋。若Chamomilla無效，最好使用Belladonna。

Coffea：若長牙的嬰兒在身體上和心理上都是過動的，且睡不多，考慮此藥。

Magnesia phos：這些嬰兒在長牙時會出現痙攣，喝溫熱飲可以緩解。

Plantago：嬰兒在長牙時同時有耳痛，應用此藥的酊劑直接塗抹在牙齦上，並滴幾滴稀釋過的藥進去耳朵。

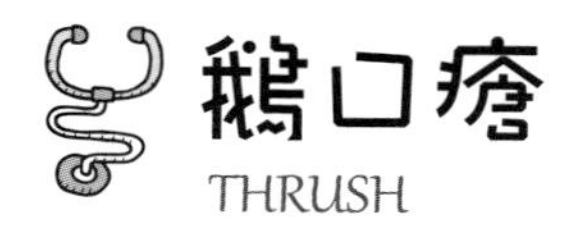

鵝口瘡
THRUSH

Borax：孩子口腔內有口瘡、白點和斑塊。在接觸母親的乳頭時感覺口腔是熱熱的。吸吮母奶時感受到劇烈的疼痛而排斥喝母奶。

Hydrastis：當孩子的鵝口瘡伴有黃色條狀舌苔，且咳出黃色的痰，考慮此藥。

Mercurius：孩子口瘡且有過多口水時，應該考慮此藥。口瘡可能出現在口腔內或是舌頭上。通常舌頭看起來潮溼且有舌苔。

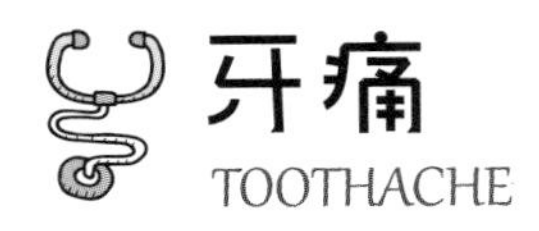

牙痛
TOOTHACHE

嚴重牙痛應該接受牙醫的診治。

Aconitum：孩子極爲痛苦的牙痛使他們快瘋了，就應該考慮使用此藥。疼痛通常在晚上和溫度較低時比較嚴重，造成極度的煩躁不安和焦慮。

ARNICA：此藥對拔牙前後或是任何其他牙齒手術都有幫助。

BELLADONNA：當牙痛是突然快速出現的抽痛，而溫暖可以紓緩症狀時，此藥的價値就顯現了。牙齦既紅又腫，孩子臉部潮紅，皮膚是熱的。在開放空間特別會呻吟。瞳孔放大。

Chamomilla：孩子遭逢極大的痛苦，在夜間較嚴重，熱敷或是喝溫飲會惡化，冷的東西會讓她舒服些（她喜歡吸吮冰塊）。極度的煩躁不安，會大聲且持續地哭叫。放在搖籃裡搖晃或是將她抱起可以紓緩不適，但也只是暫時的。

COFFEA：牙痛使得孩子極度的煩躁不安和失眠。喝冷水可以稍稍緩解症狀，而溫熱的飲食則會惡化。

HEPAR SULPHUR：最輕微的觸碰、喝冷水、吃冷食或是接觸冷空氣都會造成牙痛，這些孩子是極度的煩躁不安。

HYPERICUM：當孩子因爲受傷或是感染出現抽痛，應該考慮此藥。它也對門牙外傷有幫助。

Mercurius：孩子在牙痛時會大量流口水。疼痛在咬合、接觸冷空氣、夜晚時會惡化，且疼痛會延伸至耳朵。

Nux moschata：孩子會出現嚴重的抽痛，並延伸至鄰近的牙齒或是耳朵。通常疼痛會因爲冷而加劇，溫熱而緩解。

Plantago：就像需要Mercurius的孩子一樣，這些孩子在牙痛的時候會大量流口水，牙齒對觸碰或是極端的溫度敏感。在牙痛時，可能會伴隨眼皮疼痛或是抽動。

RUTA：在拔牙前後，此藥都有所幫助。

Staphysagria：孩子的牙痛是如此敏感，使得他們連最輕微的觸碰都無法忍受。冷飲或是冷空氣會使疼痛惡化。

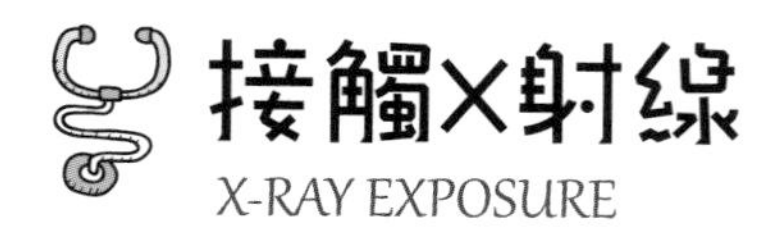

接觸X射線
X-RAY EXPOSURE

Ginseng：此藥可減少一些輻射的副作用。在接受放射前，每四小時給一次6c或30c勢能的藥，共三次；在接下來的兩天，每三小時給一次同等劑量的藥。

RUTA：此藥有益於骨頭和結締組織，可減少輻射的一些副作用。在牙齒照X光前後，都可以選用此藥。在接受輻射前，每四小時給一次30c勢能的藥，共三次；在接下來的兩天，每三小時給一次同等劑量的藥。

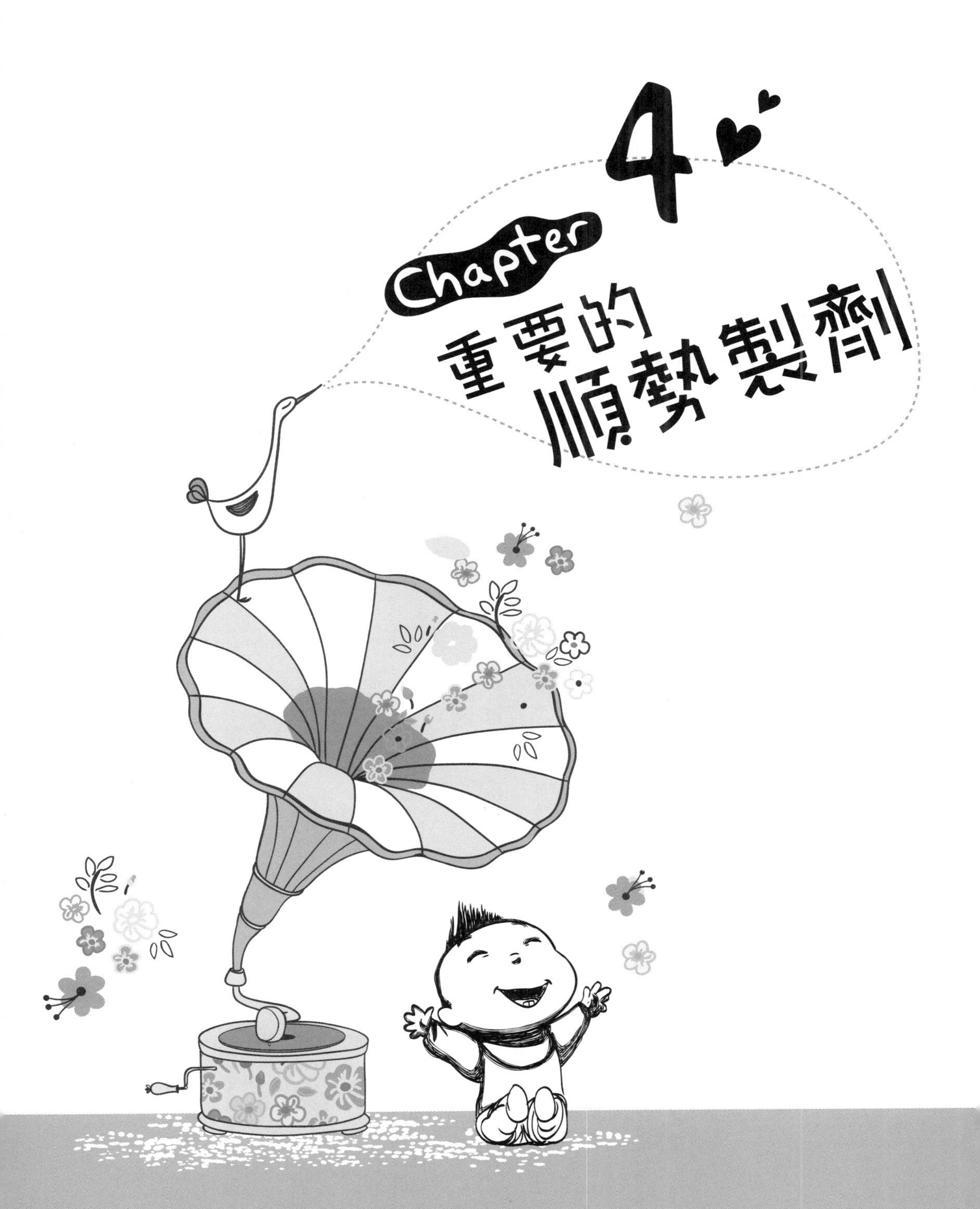
Chapter 4
重要的順勢製劑

這章節針對孩童最常使用的順勢製劑（第三章畫有底線的藥物），不只提供詳盡的資訊，還對每一個藥物在生理和心理病痛上能夠處理的範疇都提供了仔細的描述。譬如：若孩子喉嚨痛，而你已經在第三章讀到這個情況，可能會選擇Aconitum（烏頭）這個藥，認爲它最接近你孩子的症狀，但在讀完這章節對烏頭更詳盡的介紹還有其他喉嚨痛用藥，如：Arsenicum（砷）的資訊後，你會發現也許「砷」更適合你的小孩。

對每一個常用順勢製劑所治療的相應生理、心理表徵都在這部分作了更精確的描述。讀完這章不只會幫助你選擇更有效的藥物，也同時提供關於這藥物更有價值的資訊，你會發現這個藥可以幫助你解決孩子其他可能面臨的健康問題；你會在第三、第四章翻來翻去，以求對順勢製劑所治療的局部症狀和一般特性通盤的了解。雖然這很費時，但爲了找到更合適的藥物，爲了讓孩子更健康，一切都是值得的。

不要認爲孩子必須符合書上關於藥物所列的每一項症狀，只需觀察哪一個順勢製劑與孩子出現的關鍵症狀最相近（重讀第二章關於選擇順勢製劑，何者爲最重要的症狀）。尤其是那些強度最強的症狀，特別注意那些在孩子生病期間才出現的症狀，譬如：你的孩子一向喜歡喝冰水，但在生病期間，她卻比較喜歡喝溫開水，可以根據這項特徵去尋找適合的藥物。

這部分對每一個順勢製劑的一般特性都作了描述，包含孩子的體質特徵（個性方面）、在急性期所出現的心理特徵，還有一般身體症狀（如第二章所描述，這些症狀會影響全身而不是只有一小部分）。要找到正確的順勢製劑，有時必須根據孩子主訴的一般症狀而非局部症狀去做選擇，在兩者之間作取捨不是這麼容易，但無庸置疑的是不管怎麼樣，優先選擇最符合孩子一般特性，至少是關鍵性的身體症狀用藥。

在處理慢性病時，順勢醫師重視心理症狀勝於身體症狀，但是對於急性病，處理上就不一定有這樣的優先順序；除非當急性病的心理症狀嚴重或是變得明顯異於常態時，心理症狀才顯得格外重要。

一些特定的藥如：Calcarea Carb（碳酸鈣）、Chamomilla（洋甘菊）、Ignatia（洋馬前子）、Pulsatilla（白頭翁）和Sulphur（硫磺），經常是根據他們的一般特性而非它們所造成的局部症狀作爲給藥依據，若是這個藥的一般特性符合你孩子呈現的症狀，那麼此藥將能緩解許多不同的急性、慢性健康問題。

第四章所列舉的，是最常用來處理嬰幼兒及孩童健康問題的藥，正因爲如此，建議應該把這些藥都納入家庭常備藥箱裡，同時也應把第三章中提到與家庭成員健康問題密切相關的藥加入。

順勢製劑並非在街坊藥局隨處可得，所以一次買上至少35支是值得的，預先備齊則有備無患，你可以及時幫助你的孩子緩解他們因疾患或是受傷造成的不適。許多順勢藥廠有推出家庭常備藥盒，內容包含28支到50支左右的順勢製劑，通常是根據大人和小孩常見的健康問題所設計，也有較小盒的大約六支左右，則是特別針對孩子的常見疾病所設計。

許多藥盒裡的順勢製劑爲6倍勢能，其他則是30倍勢能，還有一些其他不同的勢能。那些希望能妥善準備的家長們，通常同時擁有6倍和30倍勢能的藥。當你能明確知道該使用何種順勢製劑時，一般建議你使用高勢能（30倍）的藥，當你不是那麼有信心的時候，則使用較低的勢能（6倍）（詳見〈第二章的「選擇正確的勢能與劑量」）。順勢藥廠對於家庭常備藥盒有特別的折扣，通常藥盒裡面的順勢製劑加起來會超過一百美金，但這比你每支分開購買的總價還便宜一半以上。最理想的是能在你家裡和車上各準備一盒。

在這一章節將會描述每一個藥的不同特性：

1. 拉丁名和常見名稱：由於順勢療法在全世界使用，它的製藥來源就必須相當明確，要有精確的動、植物種名。因此，這裡列出了每一個藥物的正式拉丁名，有時後面會跟著列出常見的拉丁縮寫名稱，而大眾較熟悉的常見名稱也在此一併列出。
2. 概述：提供了對特定植物、礦物、動物的一般資訊；如它的長相、它的一般型態、是否其他醫學專業有其他用途。

3. 一般特性：描述影響孩子全身的生理、心理症狀，而非局部症狀（如第二章所討論的）。根據藥物所導致的一般症狀幫助我們將孩子歸類，找到最適合他的藥。藥物的一般特性是相當重要的資訊也是這章節最重要的部分。
4. 特徵性症狀：也就是那些與孩子表現出的症狀特徵相呼應，也是最有可能從此種藥物獲益的。特徵性症狀有可能是生理的、心理的症狀，局部的、一般的症狀，或者也有可能是加重或緩解因子。
5. 加重或緩解因子（modality）：也就是那些加重或緩解孩子健康、疼痛情況的因子。
6. 主要適應症：列出藥物主要用來治療何種疾患。（第三章所列）

有了這些基本知識，你就可以更有效率地運用順勢製劑，不只你會感覺更有信心，你的孩子也會感覺更好。

ACONITUM／Aconite

常見名：Aconite（烏頭）、Monkshood（附子）、Wolfsbane（牛扁）

概述

Aconite（烏頭）這個植物的名稱是源自於一種希臘運動“akontion”意即「飛鏢、投擲」；在尖銳物上面塗上有毒汁液，用來殺死那些對人類有威脅性的狼或其他動物。若這些有毒汁液不慎進入手指傷口，全身都會被影響，首先是肢體疼痛、有窒息感，再來就會暈厥。

烏頭在東西方都被用了好幾世紀，一位非常有名的英國醫師Sidney Ringer（1835–1910）（靜脈補液Ringer氏液就是以此命名），曾經說過：「沒有比烏頭更有價值的藥了！」烏頭含有高濃度的毒性鹼Aconitine，屬於劇毒，因此在醫療上我們只使用小劑量或是特製的劑量。因爲它有控制感染的能力和緩解因感染而引起的發燒，因而深受十九世紀美國和歐洲的醫師所喜愛；但是後來發現在治療發燒上，它的效果不持久，漸漸地醫師們對這個藥就不這麼青睞了。

順勢醫師之所以能成功地使用烏頭作爲處方，是因爲他們知道這個藥就如同其他藥一般，必須視患者的個別情況用藥。他們發現若用烏頭來治療那些由健康者使用所產生的獨特症狀型態，那麼他們的效果加倍！烏頭，被視爲順勢療法裡的維他命C，主要用來處理發燒初期、急性發炎（耳朵感染、呼吸道感染、喉嚨痛）初期和因外傷引起的休克。很少被用來治療慢性或是復發性症狀。

一般特性

烏頭這個藥一般人用的機會遠比醫生多得多，這是由於當患者到醫院就診時，病情進展已過了Aconitum可以處理的黃金時期。這個藥的發病特性爲：在乾冷氣候之後，緊接著突發嚴重的症狀，尤其是那些在這個時候會冒汗的孩子。因爲孩子常常在乾冷天氣受涼、咳嗽、或是喉嚨痛，Aconitum就成了我們經常使用的順勢製劑，而它最有效的階段是發病後24小時內服用。

住在寒冷地區的家長們也許會認爲他們使用Aconitum的機會較多，但在極熱的天氣下，也有可能突發症狀；這就是爲什麼家長總是堅持孩子們應該適度著裝。導致生病的原因並非天氣冷或熱的緣故，而是因爲氣候的變遷對孩子身體造成極大的壓力，降低他們的抵抗力，若同時環境當中存在有細菌或是病毒，便會增加生病的機會。

那些需要Aconitum的孩子，根據病情的嚴重度，表現出不同程度的不安、焦慮或是害怕；在床上輾轉難眠、翻來覆去；易被噪音甚至是音樂惹火；常會有預感情況要變糟了，很急迫地想作些什麼來改善情況。一些極端的例子甚至出現快死的感覺。

孩子或許會覺得很痛、難以忍受。這個痛會因爲沒蓋被、衣服穿太少或觸碰而顯得更糟。

孩子的皮膚是又乾又熱，雖然臉部潮紅與蒼白顏色交替著，但通常看起來是紅通通的。脈搏又快又強。

我們在許多發炎狀況的初期給予Aconitum治療，但是一旦膿已形成或是開始出現黏液，這個藥就變得不這麼有效了。需要Aconitum的孩子，典型症狀是會出現極度口渴，想要冷飲，有些人甚至怎麼樣喝水都無法止渴，因爲這些症狀通常在半夜加劇而難以入睡，孩子變得極度敏感，躁動不安和疼痛也影響了他的睡眠品質。

手術進行時，身體承受各種不同程度的休克，Aconitum有效降低術前或術後的不安與焦慮。

特徵性症狀

- 感染性疾病的初期
- 突發的症狀，特別在吹過乾冷風之後
- 躁動不安、焦慮、害怕、有預感事情即將發生

加重或緩解因子（modality）

加重因子：乾冷風；溫暖的房間；傍晚和晚上；聽音樂；躺向患側

緩解因子：流汗之後在開放空間；坐著不動

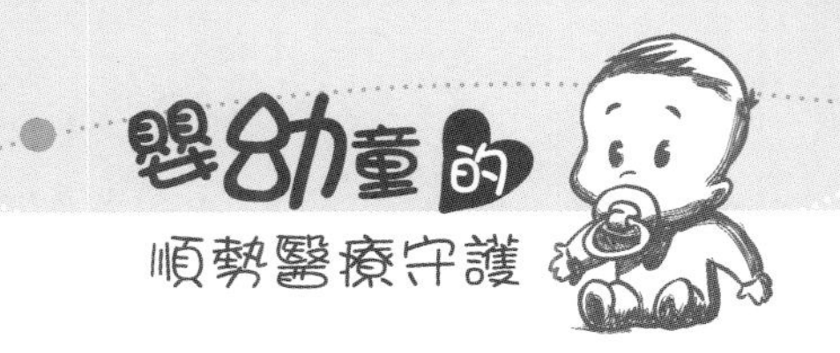

主要適應症

焦慮、氣喘、黑眼圈、膀胱感染、出血、水痘、一般感冒、咳嗽、哮吼、耳痛、眼傷、發燒、德國麻疹、肝炎、消化不良、失眠、流行性感冒、喉炎、麻疹、腮腺炎、受傷後休克、喉嚨痛、手術、牙痛

ALLIUM CEPA

常見名：紅洋蔥

概述

當你在切洋蔥的時候或是被洋蔥的汁液噴到，馬上會出現類似像一般感冒的典型症狀：水樣鼻涕、流眼淚、打噴嚏。在感冒中出現的這些分泌物，包含著被白血球殺死的病毒，還有在病毒感染的過程中與病毒對抗而戰死的白血球本身。因此，用藥物刺激以產生更多量的黏液來治療感冒是相當符合邏輯的，因爲這些藥物將有助於機體沖刷掉死掉的病毒和白血球。

洋蔥是很好的祛痰劑，因爲可以幫助黏液變稀，幫助身體清除喉嚨和胸腔的黏液。同時它也是一個很好的天然抗生素，甚至科學家巴斯德（Louis Pasteur）還觀察並測試過洋蔥的抗菌效果，當代的胸腔科專家Dr. Irwin Ziment指出生吃洋蔥有助於對抗喉嚨和呼吸道感染，因爲洋蔥會使機體產生大量的淚水，幫助化解黏液阻塞問題。

Tufts大學醫學教授Dr. Victor Gurewich發現洋蔥也同時具有使身體血栓溶解的功能，因此也有助於心血管健康與血液循環。

一般特性

一般來說，碰到洋蔥的汁液，會產生大量的水樣清鼻涕和淚水；更精確而言，洋蔥導致鼻腔產生灼熱的分泌物，進一步刺激鼻孔和上唇，當小孩感冒的時候總是埋怨他們用來擤鼻涕的衛生紙太粗糙（儘管衛生紙如同往常一樣的柔軟）；通常他們都有紅紅的鼻孔和上唇，和淚汪汪的眼睛，有時候你只要瞧一眼這感冒的小孩，就可以馬上知道他是不是會對Allium cepa有很好的反應。

小孩的眼睛會有灼熱感，流的眼淚也會與鼻涕量成正比，但他的眼淚並不像鼻涕一樣有刺激性，因此臉頰不會因為淚水刺激而變得紅紅的。另外一個順勢製劑Euphrasia，特性正好與Allium cepa相反；鼻腔分泌物不會刺激鼻孔，但淚水卻是有刺激性的。

洋蔥也會導致一系列像花粉熱或是其他呼吸道過敏的症狀產生，如果孩子出現相符的症狀，那麼Allium cepa將會對這些過敏性疾病有效。此製劑用來治療一般感冒和呼吸道過敏非常有效；然而，對於反覆性感冒或是過敏反應，效果就沒那麼好。這類的病例需要經由順勢醫師詳細看診開立體質用藥才可以，深層的用藥將有助於強化孩子的身體、減少被感染而生病的次數。

特徵性症狀

- 大量刺鼻的分泌物
- 大量流淚，不具刺激性

加重或緩解因子（modality）

加重因子：溫暖的房間；淋濕；受濕冷風吹後

緩解因子：開放空間；涼爽的房間

主要適應症

過敏、絞痛、一般感冒、耳痛、喉炎

ANAS BARBARIAE
(HEPATITIS ET CORDIS/ *Anas barb*)

常見名：鴨心和鴨肝

概述

Anas barb以商品名Oscillococcinum較爲人所知，是現在法國最受歡迎的感冒藥，在美國也越來越普及。它或許很難發音，但它確實是治療感冒中非常有效的順勢製劑。有一篇研究登在1989年出刊的《英國臨床藥學雜誌》（*British Journal of Clinical Pharmacology*）（三月，1989）已證實此藥的療效，這篇研究顯示487名感冒患者在給予此藥後，比那些投予安慰劑治療的患者復原速度快，且達統計學上顯著意義。

此藥是由鴨肝和鴨心製成，雖然有些人會覺得奇怪，怎麼家禽類的器官會有治療作用？但是經由科學研究證實雞湯在對抗感染的過程中確實有療效，由於雞湯是由雞身上的部位熬煮而成，或許這可以說明Anas barb也是源自於鴨器官可抗感染的特質。

誰賦予雞或鴨器官這些特質，仍是未解之謎，然而生物學家和流行病學家觀察到有80%的鴨隻在他們的消化道帶了每一種已知的流感病毒，或許

Anas barb中微量的這些病毒正可幫助人們治療感冒並預防感冒的發生。順勢的法則在此再次的被證明。

研究和臨床經驗已重複的證明Anas barb在200th勢能時最有效，也因爲這樣，順勢藥廠通常將此藥製成這種勢能。由於此藥含極微量的成分，所以一隻鴨的器官可造福數以千計的患者。（Anas barb被順勢藥廠Boiron取商品名爲Oscillococcinum，同樣的成分在另一家藥廠Dolisos則被取名爲Flu Solution，含在Longevity Pure Medicines販售的商品Cold and Flu裡面。

一般特性

此藥並沒有獨特的個別症狀，有些順勢醫生認爲此藥就是一般流感用藥，常見的流感症狀包括發燒、全身痠痛、無力、流鼻涕和咳嗽。在感冒發生最初的48小時內服用此藥最有效果，如果過了這段時間後才想到要用順勢製劑，那麼可能要試試看其他用藥了。它也可以用來治療一般感冒，但不如治療流感那麼有效。

特徵性症狀

- 流感或是一般感冒在最初48小時內出現的症狀

主要適應症

一般感冒、流感

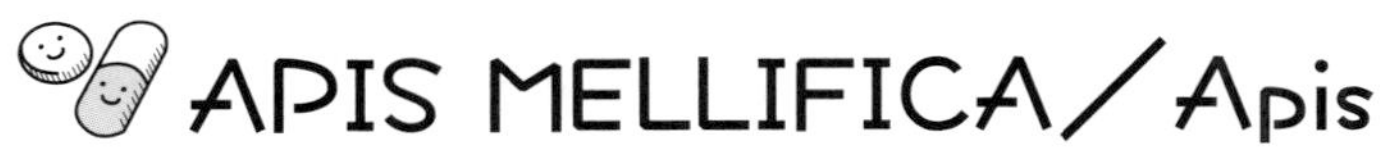

APIS MELLIFICA／Apis

常見名：*Crushed bee*（被碾碎的蜜蜂）

概述

蜂毒會產生局部灼熱、刺痛及腫脹的症狀，也有可能引起蕁麻疹或是更複雜的呼吸道、消化道問題，甚至有時候會造成過敏性休克，所有出現的這些症狀和情況都可以由蜂毒所製成的順勢製劑來做預防或治療。

蜂毒含有一種蛋白質，可引起組織胺反應而導致過敏，就因爲它會造成過敏的症狀，因此蜂毒的順勢劑量可以治療這些症狀。它也可用來治療蚊蟲叮咬或是蜂螫造成的腫脹、灼熱感和刺痛。

老祖先長久以來推崇蜂毒具有治療關節炎的療效。許多人們表示他們的關節炎症狀在被蜂螫後不久就消失不見；因爲如此，許多人便故意被蜜蜂螫叮以求症狀減輕，然而順勢醫生指出這樣的方法應該只對那些關節炎症狀與被蜂螫到的症狀相似時才有效；也就是出現患處腫脹刺痛，有灼熱感，冰敷後疼痛緩解，熱敷反而會加劇病情。服用蜂毒的順勢製劑Apis要比直接被蜜蜂螫叮來的簡便，而且少受罪。

一般特性

要看這個小孩需不需要此藥，記住蜜蜂的特性便可一目了然，蜜蜂都是容易被激惹的，而且反應很大，會反過來去叮咬冒犯者或是威脅到他們的人，他們總是飛來飛去，不會停留在一朵花上面太久。同樣的，需要Apis的小孩，都是很容易被觸怒，脾氣很大，即使生病也一直動來動去、躁動不安。

那些需要此藥的小孩，因發炎狀況，局部有燒灼感且變得過度敏感。無法忍受發炎的地方被輕輕觸碰。他易怒且坐立難安，行動較笨拙；容易扔東西，難以取悅；就像蜜蜂獻蜜給蜂后，總擔心蜂蜜被偷或是蜂后被拐跑，嫉妒心很強。經常在一股嫉妒或是生氣之後，甚至在聽到壞消息後不久就有身體上的不舒服。

需要此藥的孩子有著與蜂毒所引起的類似症狀：腫脹、燒灼感、刺痛，碰到熱惡化，冰敷可以緩解。蜂毒導致局部或是全身性腫脹；同樣地，孩子出現局部腫脹（例如眼瞼、嘴唇、臉部、手腳或是關節）或是全身腫脹；此藥可以緩解這些不適。腫脹的顏色通常呈鮮紅色且發亮，施壓時皮膚容易凹陷，且患處對碰觸相當敏感。

對於嬰兒，我們很難了解他們的痛；雖然如此，他們因爲疼痛而尖叫，比較像是刺痛，變得躁動、容易哭，對碰觸敏感，因此可以藉由Apis緩解症狀。此藥也可用在疫苗接種後造成的不適，這類症狀也許變異較大，一般而言只要出現前述症狀，就可以用Apis。

蜂毒亦可治療特定的過敏症狀，發表在《英國臨床藥學雜誌》（*British Journal of Clinical Pharmacology*）的研究顯示Apis可抑制嗜鹼性細胞（Basophils）的數量，這也是一種與身體過敏反應相關的白血球。此藥也是治療蕁麻疹的主要順勢製劑，當局部出現浮腫，或是全身出現腫脹，可因熱敷使症狀變得更厲害，而冰敷可緩解，那麼用Apis來治療，效果將是不錯的！

需要Apis治療的孩子通常容易口乾，雖然他在發炎狀態或是發燒，但不覺得口渴；若眞的口渴，他會想喝牛奶來讓自己舒服。

症狀在右側較爲嚴重，有時會從右側開始後轉向左側。

特徵性症狀

· 腫脹

・燒灼感和刺痛
・熱敷加重症狀，冰敷可緩解症狀

加重或緩解因子（modality）

加重因子：溫暖；被窩的溫暖；碰觸；右側；施壓；下午三點左右
緩解因子：冰敷；洗冷水澡；新鮮空氣；不穿衣服；動來動去；正襟危坐

主要適應症

過敏、水痘、結膜炎、蕁麻疹、昆蟲叮咬、痲疹、喉嚨痛、針眼

ARNICA MONTANA／Arnica

常見名：Arnica（山金車），Leopard's bane（豹毒）

概述

很多人是經由Arnica這個藥認識順勢療法，進而對順勢療法著迷的。在孩子跌倒後受傷，或是家庭成員在勞動之後出現疼痛、不小心扭傷，Arnica都是一般外傷治療的最佳良藥。

Arnica源自於豹毒，是一種鮮黃色多瓣的花，通常長在山邊。這植物生長的地點恰好是人們在爬山時容易摔倒之處；俗名爲fall herb，是山上居民跌倒或受傷時最常用來敷傷口的藥。山金車是一種有毒的植物，可直接作用於

心臟和血管，它會引起心臟的過度收縮，而造成心臟擴大；即使是小劑量也是有害的，會使血管擴張，局部瘀血、水腫，因而產生黑色或是藍色瘀腫，進而全身瘀腫的感覺。也許這些症狀聽起來嚇人，Arnica的順勢製劑是以極微量的劑量製成，所以不致引起這些毒性反應。

骨科醫師Robert Becker曾在他的著作《*Cross Currents*》中強烈的肯定Arnica的功效：「在我骨科醫師的職業生涯中，我治療過無數的腳踝扭傷，如果韌帶沒有完全撕裂，我發現只要在受傷後的幾小時內於患處塗上Arnica軟膏，可立即緩解疼痛，快速且完全消腫，血塊在一兩天內消失；我知道沒有其他任何一種FDA認可的藥物能達到像Arnica如此的療效。」

正因爲Arnica有許多第一線急救的用途，在家庭常備藥中應放在最重要的位置。

一般特性

山金車是順勢製劑中主要治療外傷的藥物，它是初期外傷休克、創傷的絕佳用藥，也因爲它可以很明顯的減輕疼痛，所以被視爲順勢製劑裡的阿司匹靈。因其作用在心臟和血管，所以Arnica對受傷後調節心臟活動、止住內出血和外出血非常有效，同時也可使組織中的血塊加速吸收。

Arnica幫助瘀血處已受傷的血管進行修復，藉由幫助身體重新吸收患處停滯的血液，以減輕疼痛和腫脹，刺激機體復原。對於眼球微小血管的破裂造成鞏膜變紅，它也是有效的。另外，它也幫助黑眼圈皮下瘀血消退。

我們很難藉由一般對受傷後出現的休克症狀去了解問題的嚴重程度，有些人覺得自己狀況還好，在事故發生之後還走了一段路，告訴別人「沒事」，但隨即就虛脫了。因爲休克造成腦部血流減少，導致思維不清，因此，不管受傷嚴重程度如何，建議都要處理孩子的休克。孩子休克後的主要症狀是發冷、臉色蒼白、全身無力、心跳變快或變弱、警醒度降低、意識不清、呼吸短且不規則。Arnica可以治療休克，並搭配一些急救的處理原則，在適當的時機尋求醫療人員的幫助。

正因爲此藥處理了受傷後的休克，減少疼痛和腫脹，並幫助身體更進一步吸收流出的血，所以Arnica成爲在手術前後最常用的處方。因爲孩提時期最常出現外傷和休克，所以很多順勢醫師幾乎是常規開立這個處方給媽媽和新生兒。小男嬰行包皮手術時這也是有用的。

Arnica對頭部外傷的治療相當有效，即使意外已經發生了好幾年。此外，對各種不同性質的陳舊外傷，如果還持續擾人，也是有幫助的。但陳舊性的神經損傷我們會用Hypericum治療；陳舊性的膝蓋損傷，則是Ruta比較有效。

對受傷後的瘀血，Arnica爲最佳用藥；當你觸碰患處，感到痠痛或是腫脹，那麼就給此藥紓緩症狀。它也可以治療肌肉過度使用後造成的疼痛；在體力訓練前、後預防性服用，避免隔天早上起來肌肉僵硬。關節脫位時，它也是應該想到的第一個藥！也適用於孩子在床上翻來覆去、躁動不安，不是因爲他眞的覺得不安，而是感覺床太硬，孩子全身覺得腫脹瘀血、筋疲力竭。此藥可緩解肌肉過度使用造成的僵硬、疼痛。

對肌肉疼痛、扭傷和拉傷，除了給予Arnica口服藥外，可以加用Arnica的外用藥，如乳液、凝膠、軟膏或是噴劑。而頭部外傷的小孩，需服用勢能較高的Arnica。

當皮膚受損的情況下，則不建議使用Arnica的外用藥，在開放性傷口處敷用Arnica會造成刺痛，此時可以使用Calendura或是Hypericum來處理銳器傷或是創傷。

特徵性症狀

- 受傷後造成的外傷和休克
- 受傷導致的瘀血和出血

· 肌肉過度使用後的疼痛
· 手術前、後
· 頭部外傷
· 持續擾人的陳舊性外傷

加重或緩解因子（modality）

加重因子：運動過度；冷；熱；活動；觸碰；睡硬床；震動
緩解因子：躺平；開放空間

主要適應症

背痛、生產時造成的創傷、出血、瘀傷、包皮手術、眼傷、骨折、頭部外傷、時差、肌肉損傷、受傷後休克、手指或腳趾壓傷、扭傷、手術、牙痛

ARSENICUM ALBUM／Arsenicum

常見名：White arsenic（砒霜）

概述

砒霜是一種劇毒，會造成口腔灼熱、喉頭緊縮和胃痛。誤食砒霜導致劇烈的嘔吐和腹瀉，常伴有血絲。除此之外，也常發生尿液減少、肌肉痙攣、頭痛和全身無力等症狀。嚴重者，甚至造成厲害的脫水、痙攣倒地、在誤食砒霜六小時之內死亡。

在歐洲，十九世紀往往被稱爲「砒霜的年代」，那時常用它來做爲暗殺的工具，因爲有效又不容易被起疑。然而，當人體持續接受小劑量的砒霜時，會出現耐受性；在遠東地區，至今仍存在食用致命劑量卻已產生耐受性的人們。動物也可以耐受小劑量的砒霜，且能從中獲益；例如馬服用小劑量的砒霜，可以使毛髮光澤且滑順；同樣的，有助於火雞的飼養和疾病預防。

在19世紀的醫療中，砒霜常被用來治療潰瘍、皮膚病和一些熱病。後來才慢慢發展出用砒霜作爲染料或是殺蟲劑。砒霜有個特性，就是不容易被摧毀，就算被火燒也不會有影響。它可以和其他許多物質合成不同的化合物，但其基本的特性仍不變。

服用微量的砒霜或許有毒，但其順勢製劑所含的劑量是相當稀微的，因此廣泛被認爲是安全的。

一般特性

需要此藥治療的孩子，最典型症狀出現的時刻就是在半夜，孩子會突然因爲發燒、頭痛、呼吸困難或是肚子痛而驚醒。常會抱怨在頭部、喉嚨、胃、膀胱或是陰道出現灼熱感。或者有灼熱的分泌物出現在眼睛、鼻子或陰道，甚至排尿或排便時會有燒灼感；儘管有這些不適，疼痛常在熱敷過後好轉。

雖然孩子都會出現局部灼熱的症狀，但是整體而言他們卻是非常怕冷的；感覺像有冰塊在靜脈裡面。有時在發冷之後，感冒、鼻竇炎、咳嗽或是過敏會隨之而來。孩子會抱怨嘴巴好乾，非常口渴，但只會小口喝水，不會牛飲。通常在喝了冰水或是吃了冰的食物像是牛奶、冰淇淋，或是吃了穀物、含糖食品或是咖啡後，症狀會更嚴重。吃了過多的甜瓜、草莓還有其他水果也會惡化病情，但食用溫熱的食物後就能緩解。

一直以來，砒霜被稱爲「馬兒的解藥」，因爲需要此藥的人們就像能力佳且耐力好的馬兒，但是非常不安、緊張，易受驚嚇。需要此藥治療的孩子是非常焦慮不安的，不管是否對於特定的事件，還是毫無緣由的焦慮，都反應在肢體動作上或是心理的不安，孩子感覺好像有股力量迫使他們從床移到椅子上，再從椅子挪到床上，或是不斷的從這房間換到另一個房間。他很擔心，有預感他會變得更糟；感覺他的病情應該不只如此，會不斷問爸媽他到底發生什麼事情；也會變得比平常更加挑剔；即使他自覺病得相當嚴重，這種焦慮和一絲不苟、吹毛求疵的個性仍會促使他不斷地打掃房間（父母會感受到孩子確實有著怪異的行為）。

除了躁動不安，他常會覺得自己很疲倦，快要虛脫了，即便是一點點出力的活動也會讓他累，這種疲累的程度與孩子的症狀不成比例，所以常有家長覺得孩子在裝病；有時孩子的這種虛脫感會出現在完成一項重要的工作之後。

他喜歡被重視，甚至會希望趕快擺脫生病的狀態振作起來，以期得到被重視的感覺，他渴望有人陪伴，雖然對別人有很多要求，但獨處會讓他的焦慮更嚴重。他希望有人能作他的後盾，在向別人傾吐自己的問題後，會覺得舒坦很多。很容易受到驚嚇，特別是害怕獨處或是黑暗，豐富的想像力造成他無端的恐懼，他的不安總是讓他立刻從床上起身奔向爸媽的房間。

他總是擔心自己的健康和食物問題，因為他覺得自己比實際狀態嚴重許多，會一直要求爸媽帶他去看醫生。這樣的青少年常呈現完美主義，覺得自己永遠不可能過瘦，有時卻一直覺得自己太胖。因此討厭吃各種食物，或是有厭食症。

這類的孩子過度挑剔，在食物方面好惡分明、會指定想玩的遊戲、喜歡的地方；對任何事情，他都有強烈的主見，總是認為自己的見解才是最好的，難以忍受其他人的意見或是方法。

他們對會令他們分心的噪音很敏感；也受不了菸味、香水味。症狀出現在身體的右側居多。

特徵性症狀

· 身體或是心理的不安
· 焦慮感；認為狀況會更糟
· 有燒灼感的疼痛或是灼熱的分泌物產生
· 非常怕冷
· 極度口渴，但只會小口喝水
· 症狀在半夜會加重

加重或緩解因子（modality）

加重因子：午夜；寒冷；冷食物或是飲料；獨處；水分多的水果或是蔬菜；牛奶；小麥；含糖食物；冰淇淋；咖啡

緩解因子：暖和的溫度；熱敷；溫熱的食物或是飲料；向別人吐完心事後；有人陪伴；動來動去

主要適應症

過敏、焦慮、氣喘、一般感冒、結膜炎、腹瀉、發燒、食物中毒、頭痛、膿痂疹、消化不良、流行性感冒、失眠、精神緊張、鼻竇炎、喉嚨痛

BELLADONNA

常見名：Deadly nightshade（顛茄）

概述

Belladonna這個字是由兩個義大利文組成的：「bella」代表「美麗的」，「donna」代表「女人」。在古代，擁有烏溜溜大眼睛的女人總是與「美女」畫上等號，而顛茄這個植物確實含有可以使人瞳孔擴張的成分；即爲阿脫品（atropine）。眼科醫師在檢查眼底時會先使用這類藥物；由於Belladonna在非順勢劑量裡有散瞳的作用，所以當病人有瞳孔擴張的時候，它也可以用來治療。因爲嬰幼兒無法描述自己的症狀，藉由這種特性可幫助順勢醫師進一步了解病情。

Belladonna可用作迷幻劑，有些人將它的花或葉子放置在枕頭內襯，睡覺時感受它帶來的迷幻夢境；也因爲如此，小孩生病的時候容易作夢，Belladonna的順勢製劑可處理這樣的問題。此藥本身含有許多強而有力的生物鹼，包括阿脫品（atropine）、莨菪（hyoscyamine）　、東莨菪鹼（scopolamine）。這些生物鹼會影響神經系統，尤其是自律神經（自律神經控制許多身體的功能，包括消化、血液循環和生殖功能）。它會刺激交感神經，抑制副交感神經，導致一些肌群鬆弛，身體的分泌物如口水、黏液、汗液和消化液減少。

顛茄是一種有毒的植物，即使如此，許多醫生還得感謝它的療效，例如：它是感冒成藥Dristan主要的成分之一。在Goodman和Gilman合著的《藥理學基礎》裡，指出阿脫品在一般醫學劑量時會阻斷副交感神經的作用，使粘膜分泌減少，但同時也提出極少量的阿脫品會有相反效果，反而增加腺體的分泌。阿脫品的雙重效果對順勢藥物的作用提供了額外證據，許多醫生常誤認藥物只有一種效果，只要加減劑量即可。

一般特性

根據外觀，你可以很簡單的就決定Belladonna是否適用於你的小孩；她的臉通常是紅通通的，嘴唇、舌頭、牙齦也是一樣；當內耳發炎的時候，外耳也通常是紅的，此外眼眸清澈、瞳孔是擴張的。這些情況常伴隨著高燒，你會感覺到從小孩皮膚上散發出的熱氣，特別的是頭發熱但四肢冰冷。除了發燒，她的嘴巴、舌頭、喉嚨和鼻子都很乾燥。雖然穿衣服遮蓋的地方會流汗，但是基本上皮膚也是乾的；儘管乾熱造成孩子的不舒服，但是她並不覺得口渴。如果她眞的口渴，會想喝檸檬汁或是吃檸檬。

不管是頭痛、牙痛或是抽筋痛，需要Belladonna的孩子，這些疼痛常來的快去的也快。疼痛往往很強烈，是持續的抽痛、壓痛和刺痛。孩子甚至可以感覺到她強而有力的脈搏。

頭部抽痛是常見的症狀，且會因觸碰、移動和平躺而惡化。有時候坐直或是在疼痛點上慢慢地按壓會緩解症狀。

屬於Belladonna的孩子，疼痛常伴隨著煩躁不安、心煩意亂、可能會呻吟，甚至咬傷別人或拉扯周遭人的頭髮。這些孩子特別在發高燒的時候會出現幻覺；最典型的是，他們能在黑暗中看見怪獸，而且閉上眼時能看到色彩鮮明的人物、動物或是光影。

加州Santa Rosa的順勢醫師Michael Carlston用Belladonna來治療一位反覆耳朵感染，伴隨各種行爲問題的小孩。這個小孩有很多恐懼，且易受驚嚇。他會害怕醫師診療間裡的兔子玩偶、不喜歡去參加別人的生日派對，因爲怕氣球不小心爆破的聲音。Carlston醫師還觀察到小男孩有咬別人的強烈傾向，甚至會咬他六個月大的弟弟，因而開了顚茄這個藥，用了一段時間，不只耳朵感染的情況不再發生，他現在開始會跟診間的兔子玩偶玩，且就像其他孩子一樣喜歡參加生日派對，不再心生畏懼。這就是順勢製劑的力量，可以同時治療感染和行為問題。

Belladonna是孩子在生病時不易入睡相當常用的藥物，他們會躺在床上翻來覆去，睡眠中腳會不自覺搖動。常作惡夢，夢到鬼或是一些可怕的東西，除了疼痛，也同時因為害怕的關係，有時在睡眠中會尖叫。孩子還會對肢體觸碰、光線和噪音變得相當敏感，所以他們喜歡待在黑暗且安靜的地方，或是半躺在床上。

注意：Belladonna起效很快，如果這是正確的處方，你會看到症狀在幾小時之內就可以明顯獲得改善（有時15分鐘就有起色）。

特徵性症狀

- 症狀來的快去的也快，特別是發燒、抽筋、痙攣
- 臉頰和粘膜是乾、熱且潮紅的
- 疼痛的性質是抽痛、壓痛和刺痛
- 對觸碰、震動還有光線敏感

加重或緩解因子（modality）

加重因子：冷空氣；右側症狀較多；移動；噪音；被觸碰或是震動；下午三點；夜晚特別是半夜；彎腰；平躺；看亮的地方

緩解因子：溫暖的房間；休息；站直或是坐直

主要適應症

尿床、膿腫、水痘、絞痛、一般感冒、結膜炎、咳嗽、耳痛、發燒、頭痛、中暑、肝炎、流行性感冒、痲疹、腮腺炎、鼻竇炎、喉嚨痛、長牙、牙痛

BRYONIA ALBA／Bryonia

常見名：Wild hops（瀉根）

概述

Bryonia是從希臘字bryo（苔蘚類植物）衍生而來，意指發芽、冒芽；同時也指的是像這種苔蘚植物蓬勃發展、生命力旺盛的狀態。瀉根是一種攀爬植物，攀附在樹或是灌木上，摸起來粗糙且有短刺毛。

通常會用Bryonia治療的小孩，不管身體上或是心理上都是「帶刺的」。他們易怒、喜歡獨處、不喜歡被打擾。他們感受的疼痛是尖銳、撕裂的刺痛，還有裂聲的乾咳。然而，和蓬勃生長的苔蘚植物相比，適合Bryonia治療的小孩卻會因移動而使症狀變得更糟。

一般特性

適合Bryonia的小孩脾氣古怪，喜歡獨處，一旦被打擾就容易發脾氣。不喜歡有人作伴，有時滿腹牢騷甚至吼叫怒罵地把人趕走。討厭別人侵犯他的領地，更不希望任何人打攪他。

他一直有不安的感覺，迫使他不斷的移動，但這會使他的症狀更糟，當病程惡化時，他會更焦躁不安。他本身對「移動」相當敏感，即使是講話（張嘴活動）、呑嚥（喉嚨的動作）、咳嗽（胸壁的起伏動作），甚至想事情（思緒必須從一個想法跳到另一個想法）都有可能加重他的病情。當他轉動眼珠子或是彎腰時，頭痛會變得更厲害。

在面對這樣的不舒服時，孩子的處理方式就是儘可能的保持不動。當要咳嗽的時候，他會試著抱住胸口，使得胸壁不要起伏過多；當他想講話的時候，會試著撐住嘴巴，使嘴型不要變動太大。即使身體有所疼痛，他還是會向患側平躺下來，用力按壓的感覺會讓他舒服許多。

當需要Bryonia的小孩被移動時，例如被抱起、被舉起都會加重他的病情。同時他也是挑剔易怒的，要求一定要某樣東西，當眞的滿足他時，他又不要了。他也很挑食，會要求吃東西，但無法明確指出是要吃哪一種食物。在進食之後並不會使他覺得好過些，尤其在吃了豆類、麵包、包心菜、水果、牛奶、多脂食品和蔬菜，常會使他的症狀更糟。他們對光線很敏感，喜歡坐在暗處。對於生長在氣候潮濕的孩子們而言，Bryonia是個非常有用的藥。孩子受寒之後或原本溫熱的身體一下喝了冷飲而生病，一般會用此藥。孩子有可能在一時氣憤或是受窘後發病。

與Aconitum和Belladonna相比，最明顯的差異就是此兩種藥症狀的產生突然且快速，而Bryonia症狀發展較慢；他可能一開始只是單純的感冒，接下來的幾天發展成頭痛、咳嗽或是發燒。

另一個明顯的症狀則是「乾燥」。口唇會覺得很乾，舌頭也是、易見白苔覆蓋，咽喉乾且疼痛。消化液變少，食物會停滯在胃中難以消化，感覺像是有一團球或是石塊卡著。孩子會有習慣性便秘，糞便乾、硬且粗大。會乾咳。因為乾的關係，非常口渴，不斷地想喝水，尤其喜歡冷飲。

流通且涼爽的空氣對這些需要Bryonia的孩子是有幫助的，當窗戶打開時，你會發現孩子的不適會減低許多。不只對身體有益，同時對心理也有好處；除了不喜歡待在溫暖的房間，這些孩子有時也難以忍受太陽持續的照射。

他們感覺到的疼痛是針刺樣，有局部充血發熱的感覺。胸部或是腹部的疼痛則是尖銳的，因移動或是輕微的觸碰而變得更糟，但是有力的按壓則會緩解症狀。通常，症狀出現在身體的右側會比較嚴重。

需要Bryonia治療的孩子儘管生病，不管他在學校還是在家，腦子還是會不斷思考、擔心，甚至一直夢見他應該要作的事情，該負的責任。

特徵性症狀

- 症狀會因爲任何移動、動作而變得更糟
- 尖銳刺痛
- 粘膜乾燥，特別是口腔及直腸
- 在痛處給予有力的按壓可以緩解症狀
- 在溫暖的空間會加重病症；喜歡空氣流通的地方或開窗
- 口渴，想喝冷飲
- 煩躁，喜歡獨處

加重或緩解因子（modality）

加重因子：移動；被觸碰；溫暖；溫暖的房間；太陽照射；夏季；吃過豆類、麵包、包心菜、水果之後；吞嚥；打噴嚏；側躺於非患側；眼球轉動；彎腰

緩解因子：躺著不動；涼爽流動的空氣；冷水；冷食；側躺於患側；患處按壓；暗室

主要適應症

憤怒、背痛、絞痛、一般感冒、便秘、咳嗽、骨折、頭痛、消化不良、流行性感冒、痲疹、肺炎、扭傷和拉傷

CALCAREA CARBONICA/ Calcarea carb

常見名：Calcium carbonate（碳酸鈣）

概述

在地球上，鈣是蘊涵量最充足的礦物質之一，同時也是我們人體不可或缺的元素之一。約有99%身體吸收的鈣作為骨骼、牙齒之用，只有剩下的1%被用在其他重要的身體功能，例如：肌肉生長及收縮、凝血、酶的活化。儘管鈣對人體至關重要，但它卻不是那麼容易被吸收，許多食物和飲料會抑制鈣的吸收，包括酒精、脂肪、咖啡因、麥麩、過多的蛋白質、富含草酸的食物（甜菜、菠菜、大黃、巧克力），還有富含磷質的食物和飲料（垃圾食物和蘇打飲料為大宗）。

由特定營養素做成的順勢製劑，將有助於身體更有效率的吸收該營養素，就因為鈣對胎兒、嬰兒、幼童成長是如此重要，因此Calcarea carbonica（碳酸鈣）對嬰幼兒是相當重要的！

順勢製劑的碳酸鈣取材自牡蠣殼的內層。牡蠣生長在大海的底層，他只有一種動作，就是開合他們的殼；這個生物的特性是如此的被動且靜態，就像需要Calcarea carbonica治療的孩子一樣，他們樂於靜靜地坐在那裡什麼

也不做，他們總是固執地不想動，如果必須動，動作也是相當緩慢的。

一般特性

Calcarea carbonica常常給予那些長得胖胖的或是皮膚鬆垮垮的嬰幼兒服用。當疲憊的時候或是被強迫去做事情時，他們的個性尤其固執！不只活動慢，他們的發育也慢，比起其他的小孩，通常較晚才開始走路或是說話。不太喜歡動腦筋或是活動肢體，不是因爲他們懶惰，而是因爲他們很容易疲憊，且害怕被別人嘲笑動作太慢；對別人的嘲弄和批評非常敏感！

他們之所以動作慢是因爲他們對現狀自滿。自我滿足是他們在學習走路上比較慢的原因之一。他們喜歡自己玩，或是不做任何事情，可以懶洋洋地呆坐上一段很長的時間，完全不理會周遭發生什麼事。

儘管動作慢，這樣的小孩是相當聰明的，雖然他的表現和實際能力不成正比，特點是他喜歡按照自己的步調行事，不喜歡匆匆忙忙！

令他恐懼的事很多，例如：怕高、怕暗和怕昆蟲、動物，因此總是黏人的；也害怕新的挑戰，所以希望事情照他自己的計畫走；害怕事情突然發生在他身上、害怕大家以懷疑的眼光看著他；容易作惡夢。

這樣的孩子在額頭和腳容易大量流汗，尤其在夜晚或是在輕量運動後；儘管手腳在被窩裡是暖的，他還是怕冷；容易因氣候變冷而受影響，尤其在冬季會有反覆性的感染，症狀包括：感冒、咳嗽、耳朵痛、喉嚨痛。但相反地，需要Calcarea carbonica治療的嬰兒較不是那麼怕冷，他的身體是暖的，但腳卻是相當冰的。不管他的身體是冰的還是暖的，都會因接觸冷空氣而使症狀變得更糟。

他們會想要吃蛋（特別是水煮蛋）、碳水化合物（麵包、千層麵、馬鈴薯）、冰淇淋、甜食和鹹食。想喝冷飲（越冷越好）。有時會想要吃難以消化的奇怪東西，例如灰塵、粉筆灰、木炭。厭惡熱食、沒什麼油脂的食物還有大鍋菜。不喜歡喝牛奶，甚至可能對牛奶過敏，在喝下去之後出現消化不良或是其他症狀。

這些孩子最典型的表徵是：頭大且圓、肚子較大、頸較粗，和反覆性的流鼻涕。旁人容易聞到他身上發出的酸臭味。他的呼吸、嘔吐物、糞便和汗液常常也是聞起來酸酸的。他或許會拉肚子，有時更與便秘交替發生，但奇怪的是，當孩子便秘時，他反而覺得舒服點。

給藥重點：通常是基於上述的一般特性而非特定的局部症狀來給藥。

特徵性症狀

· 身形較胖或是皮膚鬆垮
· 怕冷且容易疲累
· 額頭和腳容易冒汗
· 汗液、呼吸和糞便有酸臭味
· 固執

加重或緩解因子（modality）

加重因子：寒冷；氣候從暖變冷；接觸冷水；運動後或是用腦過度後；後半夜

緩解因子：溫暖；乾燥的氣候；便秘時；躺向患側

主要適應症

口瘡、絞痛、一般感冒、便秘、尿布疹、腹瀉、耳痛、消化不良、長牙

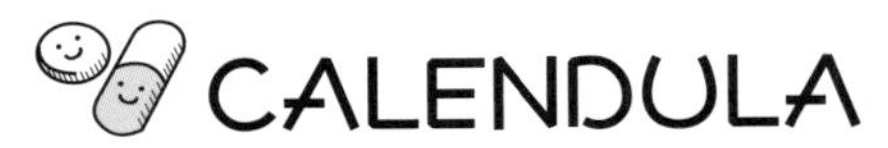

CALENDULA

常見名：Marigold（金盞花）

概述

金盞花總是在初一（根據「凱薩曆Julian calendar」，初一爲calends）開花，因而有了這個拉丁名。在順勢製劑裡，通常作爲外用藥而非口服藥，以酊劑、軟膏、噴霧劑、乳液、油劑甚至肥皂爲常見劑型。（見〈第五章 外用藥〉）

一般特性

Calendula是順勢的抗菌藥，因爲其成分含有有機碘，幫助傷口抵抗感染，藉由增加組織的肉芽化促進傷口癒合。作爲外用藥，可防止產生膿瘍、舒緩皮膚的不適並營養皮膚。它也可以促進疤痕組織的溶解，產生新且健康的組織。金盞花所呈現的黃色和橘色是因爲含有類胡蘿蔔素（carotenoids）和類黃酮（flavonoids）所致，因此有助皮膚再生。

金盞花含有超過三十種的化學成分，包括水楊酸，是阿斯匹靈裡最主要的活性物質，這也解釋了爲何金盞花可以緩解疼痛的原因。

藉由對感染部位附著力佳的特質，可以緩解口瘡的疼痛、舒緩眼睛周圍的紅腫及發炎所帶來的不適。

給藥重點：對較深的傷口不適用；它會使淺層傷口迅速癒合，而深層傷口癒合較慢，因而有機會生成膿瘍。

特徵性症狀

・受傷或手術造成的傷口或切口
・一度燒燙傷
・受傷造成的出血

主要適應症

出血、燒燙傷、口瘡、結膜炎、銳器傷和摩擦傷、尿布疹、眼傷、疤痕

CANTHARIS

常見名：*Spanish fly*（西班牙蒼蠅）

概述

西班牙蒼蠅常常被視爲壯陽藥，但事實上它對生殖、泌尿系統是有刺激作用的，一旦人們誤食了這種昆蟲，就會一直想去搔抓生殖器。

乾燥的西班牙蒼蠅，也叫作blister beetle（會使皮膚起疱的甲蟲），富含尿酸、甲酸和乙酸。爲了生存，他們有著特別的自我防禦能力，當人們不小心輕觸到牠時，皮膚會起疱；此外因爲牠對人們的泌尿道、大腸直腸和皮膚有特殊的親和力，因此會造成這些器官出現症狀。

十九世紀最偉大的順勢醫師之一E.B.Nash醫師曾說過：「如果要我舉例說明順勢的相似法則，以同治同的概念，Cantharis將是最好的例證！」美國順勢醫學之父Constantine Hering醫師對於Cantharis治療燒燙傷的療效深具

信心，甚至會叫那些懷疑論者把手指燙傷，然後再將他們的手指浸泡在含有Cantharis的水裡面治癒，以使他們信服。

一般特性

當孩子排尿有灼熱感時，第一個考慮的用藥就是Cantharis。尿急且一直有尿意，可能一次只排出幾滴尿，且在排尿前、中、後都感到灼熱且如刀割樣的疼痛。孩子對這樣的不舒服感到非常不安；這些症狀通常是突發的。

雖然Cantharis是用來治療排尿時極度的灼熱與疼痛，但它對輕微的排尿灼熱感也是有效的。除了泌尿系統，對其他器官出現的灼熱感同樣也有治療效果，例如：腦部、眼睛、喉嚨、胸口、胃、消化道和卵巢；孩子會覺得他像著火一般！儘管內在器官像著火一樣的疼痛，但是對外卻是相當怕冷的。

孩子會口渴但不想喝水，偶而會有喉嚨症狀，吞嚥時會痛，有時比排尿的痛更厲害！這時的喉嚨就像膀胱一樣痙攣，很難讓任何東西進出，對碰觸也變得非常敏感，孩子可能因此而厭食。若此時他的口腔、喉嚨、胸口或是泌尿道有任何分泌物產生，多半是相當黏稠的。

一般而言，需要Cantharis治療的孩子相當敏感，即使是輕輕的觸碰，心理上很容易被激惹；他們也坐立難安，常常變換姿勢。會異想天開，情緒也比較多元，甚至有性幻想；也因爲這些強烈的情緒和心智活動，干擾到孩子的夜間睡眠。

特徵性症狀

- 燒灼痛
- 排尿前、中、後都感到疼痛
- 排尿困難，一次只有幾滴，非常疼痛
- 坐立不安

加重或緩解因子（modality）

加重因子：排尿前、中、後段；移動、觸碰；喝飲料，特別是咖啡
緩解因子：溫暖；打嗝或是排氣；夜晚；冰敷

主要適應症

膀胱感染、燒燙傷

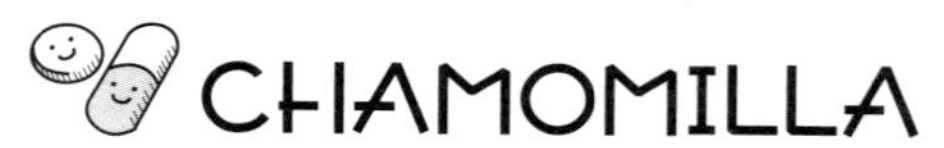

CHAMOMILLA

常見名：Chamomile（洋甘菊）

概述

有一個非常早期的順勢醫師Dr. Charles Hempel曾把Chamomilla稱作順勢的「貓薄荷」，因爲它具有紓緩的效果，特別是用在孩子身上。正因爲它如此有力的鎮靜效果，許多順勢醫師因而用來治療嬰幼兒的躁動不安。

洋甘菊相當常見，很多人以爲是雜草；它可以生長在一小塊地上，甚至是人行道旁的縫隙，其他植物若生長在這樣的環境，也許早就被踐踏或是因生長受限而死亡，但洋甘菊卻依然生機盎然。有個詩人是這樣歌頌洋甘菊不凡的生命力的：

「就像洋甘菊隨處而生
越受踐踏
散布越廣」

與其他雜草不同的是，一般雜草會竊取周圍的養分，使附近的植物難以生存，但洋甘菊卻能使周圍幾近凋萎、病態的植物重現生機，也因爲如此，洋甘菊有時被稱爲是「植物的醫生」。

需要此藥治療的孩子，就像生命力旺盛、無處不長的洋甘菊一樣，有按捺不住地焦躁。洋甘菊不因被踐踏而存活下來。這些孩子的焦躁也容易因他們受到的各種關注而引發更多不安，唯有抱起孩子或是輕搖他們，才可以緩解症狀。

洋甘菊屬於雛菊類的植物，其組成成分與其他順勢製劑Arnica、Cina和Millefolium類似。

一般特性

需要Chamomilla治療的孩子在沒生病時是討人喜歡的，但是一旦生病，就會立刻從天使變成惡魔。在處理孩子生氣的情緒時，Chamomilla也是相當重要的一個順勢製劑；他無法忍受疼痛、其他的人、自己或是任何事物；甚至沒辦法忍受別人看他、與他交談。他會要某些東西，但馬上棄之如敝屣。唯一可以緩解情況的方式就是抱起他或是輕搖他，雖然只有短暫的效果。這種極度煩躁的孩子可以藉由一些安撫動作緩和下來，但是當他被放下來時，馬上又嚎啕大哭。

這種發脾氣的形式很像洋甘菊的特性，他們相當情緒化，會大發雷霆、摔東西、很沒耐心，不停地發牢騷，甚至有可能去撞牆。在情緒爆發之後，會引發很多症狀，雖然看起來好像是先發生身體症狀，才導致高度急躁不安。

一個煩躁不安的孩子被處罰後出現抽筋，Chamomilla是首要考慮的用藥。當哺乳的媽媽情緒焦躁時，她的寶寶也會隨之生病，在這種情況下也適用此藥。除了情緒敏感，這些孩子也怕光、噪音、氣味、口味和觸碰。會因爲熱、溫暖的空間或是熱敷、風吹、流動的空氣而使症狀惡化。他們不喜歡被觸碰，除非是被抱起或是輕搖。

他們對光和噪音敏感，容易使他們變得非常煩躁，即便是他們已有睡意，也不易入睡。不管是醒的還是睡著，總是甩開蓋在他們身上的被子。他們生氣、煩躁的情緒也會影響家人們入睡。

洋甘菊在治療疼痛上也相當有效，特別是那些與症狀表現不成比例的疼痛。通常從外表大概就可以看出適用Chamomilla治療的小孩，他們看起來就像是處在發炎狀態；一邊臉頰有可能是又熱又燙，另一邊卻是蒼白又冷，額頭溫熱冒汗，雙腳也在發熱，受不了穿著襪子或蓋毯子。症狀會因爲熱而變得更糟。

孩子不只有怨天尤人的性格，他們的糞便、身體的氣味和排氣也都偏酸臭味。

他們不喜歡熱飲，當口渴時會想要冷飲，特別是酸的飲料，像是檸檬汁或是柳橙汁。雖然孩子在任何時段都有可能經歷這些情緒的起伏，但最糟的時段是在早上九點和晚上九點。

給藥重點：很多家長在孩子長牙時會定期給予Chamomilla，而沒有經過仔細分析孩子的症狀；請記住，還有其他順勢製劑可以幫助孩子度過長牙的不適，不只這一款！

當孩子疼痛、不舒服或是情緒低落時給Chamomilla，通常家長會得到滿意的效果。但是太頻繁的給藥會使孩子症狀歷經好轉後又再出現，也就是孩子又會產生憤怒、煩躁；這種現象我們稱爲「驗證」（proving）。不要太頻繁地用藥才能治療症狀；當症狀好轉時，就應該停藥。

特徵性症狀

· 非常煩躁

· 無法取悅他們，除非抱起他們
· 身體和心理呈現高度敏感
· 糞便、嘔吐物、汗液和口腔都帶有酸臭味
· 經歷的痛苦和病徵表現不成正比

加重或緩解因子（modality）

惡化因子：長牙期間；被觸碰；早上九點和晚上九點；熱；風吹；咖啡
緩解因子：被抱起來或是坐車兜風

主要適應症

憤怒、氣喘、絞痛、腹瀉、耳痛、消化不良、失眠、精神緊張、長牙、牙痛

COLOCYNTHIS

常見名：Bitter cucumber、Bitter apple（苦瓜）

概述

苦瓜和Bryonia（瀉根）同屬於葫蘆科，爲蔓生植物，沒有強的附著力，但會扭纏在其他物品上。相同地，當吃下過量的苦瓜會造成絞痛，痛到使人扭在地上打滾。

苦瓜的莖具有短毛、葉面有短刺，顯示出其急躁易怒、不善與人親近的

特質，順勢製劑Colocynthis對於這種個性的孩子也有幫助。

Colocynthis對人體的消化系統有急性刺激作用，會引起噁心、嘔吐和絞痛。對神經系統也有親和性，造成神經痛和痙攣。

一般特性

需要Colocynthis治療的小孩主要呈現的症狀是絞痛和極度的煩躁不安。有時身體的痛會引發心理的不舒服，但有時則是相反。疼痛通常是絞痛或是像閃電一樣的刺痛，需要彎腰才能使疼痛緩解；用拳頭按壓或用重物按搗住痛處也有同樣的緩解效果。他會倚靠在椅子、床上或是桌子上，也有可能是趴臥的，目的就是讓身體承受一定的重壓，使疼痛緩解。

常見疼痛部位通常是在腹部和子宮，伴隨嘔吐和腹瀉；典型的是陣發性疼痛，來的快去的也快。左側較嚴重，有時右側也會痛。

按搗、重壓於疼痛處一開始可以緩解症狀，但是之後就會變得非常敏感，即使輕觸腹部也會造成疼痛。熱敷可以舒緩，雖然只是短暫有效；排氣或是排便可改善症狀。

因爲疼痛非常厲害，所以孩子們總是坐立難安的；且休息會使症狀更嚴重，儘管他會動來動去，疼痛卻可以藉由喝可樂（含咖啡因的蘇打水）而緩解。孩子們的疼痛在臉上表露無遺——呈現漲紅的臉或是因疼痛而扭曲的臉。他們在疼痛發作前或是發作中出現極度不安、沮喪、憤怒，甚至悲傷，引起的原因可能只是枝微末節的小事。

他們比較怕冷，尤其是濕冷的天氣；會覺得相當口渴，雖然在進食或是飲水後會引起噁心而嘔吐，他們還是不以爲意；水果或是乳酪特別容易造成嘔吐。常常覺得嘴巴苦苦的。

特徵性症狀

· 絞痛
· 彎腰可以緩解症狀
· 重壓、按搗可以緩解症狀
· 極度焦躁不安
· 生氣或悲傷後出現病症

加重或緩解因子（modality）

加重因子： 歷經生氣、悲傷、痛苦或是窘境後；進食或是飲水後（即使是少量）；水果、乳酪；冷風；溼冷的天氣；下午四點

緩解因子： 彎腰；重壓、按搗；熱敷；排氣或是排便；含咖啡因的蘇打水、咖啡；香菸

主要適應症

憤怒、絞痛、腹瀉

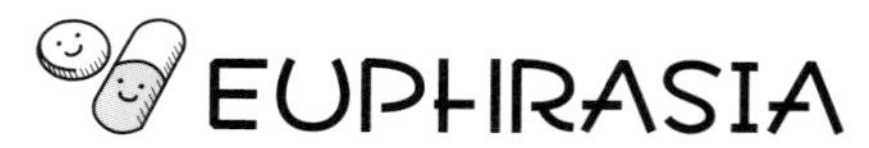

EUPHRASIA

常見名：Eyebright（小米草）

概述

Euphrasia名稱起源於希臘神話，由“Euphrasyne”演變而來，表示歡喜的意思。Euphrasyne其實是象徵美麗、溫雅、歡喜的希臘三女神其中之一，代表喜悅與歡樂。人們發現這個植物處理眼睛症狀非常有效，也同時能感受到這植物治療後所帶來的歡愉心情。有一些民間故事曾提及這種植物的使用起源，說明了《形象學說》（Doctrine of Signatures）這本書可能改變草藥醫生看待這個植物的價值。（《形象學說》是一本古老的典籍，描述藥草的形態及生長，賦予治療價值更深層的意義；這些原則被認爲是順勢療法和相似法則的前身）。一位作家曾經說過：「小米草花朵上的黃、紫色斑點和條紋像極了眼睛的疾病；像血絲。根據《形象學說》，用這種植物來治療相似的症狀是非常有用的」。

此製劑是取自開花期間的小米草所製成的，這也許就是爲什麼此藥對於治療花粉熱——對盛開花朵過敏的人們有效的原因。此順勢製劑對粘膜，特別是眼睛、眼皮還有上呼吸道有效。

一般特性

此順勢製劑對小孩大量且頻繁地流淚，特別是過敏引起的流淚相當有效。淚水會讓眼睛有灼熱感，甚至會刺激臉頰，讓臉頰也紅紅的。感覺像是有胡椒灑在眼睛上一樣，眼皮會變得紅腫、刺痛，眼睛頻繁地搔癢和灼熱感會讓孩子不斷眨眼睛、用手反覆搓揉。

孩子會畏光，對光變得敏感。夜晚時，眼睛會有分泌物產生，早上起床會發現上下眼皮都粘在一起。同時，也會有不具刺激性的鼻涕，通常在早晨較多，可能會伴隨咳嗽和大量的痰。當小孩在戶外時，流鼻涕的情形也會比較嚴重。

眼睛症狀可能會伴隨頭痛，孩子會變得怕冷，即使在被窩裡也難取暖。在開放空間走動，有時也會讓孩子拼命打哈欠。

特徵性症狀

- 大量刺激性的流淚
- 多且不具刺激性的鼻涕

加重或緩解因子（modality）

加重因子：冷空氣、多風的季節；早晨；溫暖；潮濕；被觸碰；強光

緩解因子：暗處；咖啡

主要適應症

過敏、一般感冒、結膜炎、頭痛、麻疹

FERRUM PHOSPHORICA／Ferrum phos

常見名：Phosphate of iron（磷酸鐵）

概述

Ferrum phosphorica是由一位德國的內科醫師W.H. Schussler拿來用在順勢療法中，他是細胞鹽理論（cell salt theory）的創始者（有關Schussler醫師的細胞鹽理論，在Magnesia phosphorica有更詳盡的描述）。由於鐵與氧的高親和力，硫酸鐵中的鐵離子可以幫助清除局部充血的狀況；而磷酸根的部分則可作用在身體容易內出血或是外出血的部位。

Ferrum phos就像Aconitum一樣被視爲是順勢製劑中的維他命C，因爲它能有效治療發炎初期如感冒、著涼、喉嚨痛、咳嗽和耳朵感染的症狀。此藥的順勢製劑可以幫助身體更有效率地吸收物質，常用來治療缺鐵性貧血。

一般特性

此藥就像Aconitum、Belladonna一樣是發炎初期很好的用藥（在膿形成之前），然而，磷酸鐵並不會產生和其他兩藥一樣嚴重的症狀；需要磷酸鐵的小孩，不會像Aconitum的孩子一樣焦慮地動不停；也不會像Belladonna有一樣的發炎情況。磷酸鐵通常是給予那些生病的孩子，沒有太多個別化症狀時使用。除了覺得無力，孩子可能精神情況還不錯，他可以有說有笑，彷彿已經痊癒似的。實際上，有些順勢醫師不贊成在某些狀態下使用，他寧可讓孩子的身體進行自我療癒。如果家長想加速孩子自癒的過程，可以用這個藥來作爲輔助。

需要磷酸鐵的孩子臉色通常是蒼白的，但很容易因爲興奮而臉紅，他們的粘膜有可能也是蒼白的。這樣的孩子在心智和動作發展上是較慢的，常覺得乏力、容易疲倦，喜歡獨處、不希望有令他討厭的人在身邊，常會讓人有萎靡不振和漠不關心的感覺。症狀通常是在接觸冷空氣或是失去體液後發生，例如過度運動後大量流汗、受傷後出血、經血量過多等情況。

孩子食慾不振在生病初期是相當常見的，他特別厭惡肉和牛奶，想吃酸的食物或是喝刺激性飲料，打嗝的時候口腔內有酸酸的氣味，有可能等一下就會嘔出未消化的食物；吃飽後容易腹脹。他怕冷，在開放的空間尤其嚴重。

特徵性症狀

· 發炎初期的用藥
· 受傷後瘀血
· 臉潮紅
· 全身無力

加重或緩解因子（modality）

加重因子：清晨或是夜晚；被觸碰或是被移動；站立；開放空間；進食；冷飲；身體的右側；冷（雖然有些個別症狀如：頭疼和牙痛可因冰敷而使症狀緩解）

緩解因子：緩慢溫和的移動

主要適應症

尿床、一般感冒、咳嗽、耳痛、發燒、頭痛、流行性感冒、喉嚨痛

GELSEMIUM

常見名：Yellow jasmine（黃素馨）

概述

黃素馨和Nux vomica、Ignatia、Spigelia都屬於馬錢子科。這是一種劇毒的植物，含有兩種強力的化學物質：gelsemicine和gelseminine，隨著服用的劑量增加出現的症狀也會越來越嚴重。中毒劑量會對人體的運動神經元有抑制的效應，造成大肌肉群的無力，進而導致癱瘓；它也可使呼吸減慢，造成全身疲勞。

它在醫療上的價值其實是被一個密西西比的農夫在無意間發現的；他以為這是其他植物，所以收集了很多並食用，差點致命。順勢醫師同時也是植物學家Edward Hale醫師在聽到這樣的事件後，開始對此藥進行深入的測試，因而發現黃素馨的療效。

一般特性

全身性和心理上的無力導致孩子看起來是睏倦的：症狀包含半睜開且閃爍的雙眼、部分潮紅的臉頰、跳動的眼皮、鬆垮的下巴和無力的四肢。全身，特別是四肢感到非常沉重。他的嘴唇很乾，甚至有裂紋。

孩子的心理就像他的身體一般也是癱軟無力的；無精打采、懶惰、冷漠、喜歡獨處。不想花力氣去做任何事情，特別是新事物。雖然他極度疲倦但卻睡不著，一直維持想睡的狀態，所以盡可能地窩在床上。

除了全身無力，身上有些部位會顫抖：雙手在提取東西時會顫抖；走路的時候雙腳會抖動；伸出舌頭會顫抖；甚至他的聲音也是顫抖的。

他受寒後也會發抖，尤其是後背，由上至下從頸後至腰背。臉和頭部是熱的，但四肢卻是冷冰冰的。臉頰有些許潮紅，雙唇灰暗、雙眼泛紅。

孩子對預期要發生的事情有可能會緊張而出現腹瀉或是頭痛，這樣的焦慮往往見於考試、競爭性的比賽、演講或是表演前，而黃素馨可以緩解這樣的焦慮。當孩子要去做一些必須鼓起很大勇氣才能去做的事情時，它也有所幫助。除此之外，當聽到噩耗或是突然的驚嚇後生病，黃素馨也是有用的。

孩子在感冒時，出現的特徵性症狀之一就是不口渴，這是相當不尋常的，因爲大多數人在發燒時都會口渴。儘管只有一點點口渴，孩子還是可能大量排尿，且排尿後覺得紓緩。

黃素馨引起的症狀開始得相當緩慢，有別於Aconitum和Belladonna，這兩個都是感冒用藥，但症狀的開始非常快速。

特徵性症狀

· 身體和心理的無力和疲憊
· 身體有些部位的沉重感，尤其是眼皮和四肢
· 無精打采、嗜睡、冷漠
· 身體有些部位會顫抖
· 不口渴

加重或緩解因子（modality）

加重因子：暴露於陽光下；潮溼的氣候；大霧；早上十點鐘；情緒波動或是興奮；噩耗

緩解因子：溫暖；在大量排尿之後；興奮劑；開放空間

主要適應症

焦慮、普通感冒、頭痛、流行性感冒、麻疹

HEPAR SULPHURICUM/ Hepar sulphur

常見名：Hahnemann's Calcium Sulphide（硫鈣）

概述

此藥一開始是由順勢療法始祖Samuel Hahnemann構想出來的。他將細微的蚌殼粉末加上元素硫，用白熱光燃燒十分鐘。Hahnemann除了是個醫生外，也是化學家和狂熱的實驗家，經常試驗各種物質的混合物。Hepar Sulphur取材自蚌殼，也是另一個重要順勢製劑Calcarea carbonica（碳酸鈣）的主要來源；還有硫磺，也是常見的順勢製劑。

當兩種藥物混合在一起的時候，雖然大多數症狀是以新物質的獨特形式呈現，但是混合物還會出現這兩種物質的特徵性症狀。

此藥會影響神經系統，不管是身體上和心理上，可用來治療極度過敏和興奮。另外，也會影響皮膚和淋巴系統，在皮膚感染出現很多膿液時，此藥也特別有效。

一般特性

此藥通常給予正遭受感冒、咳嗽、喉嚨痛、或是耳朵感染之苦的孩子，

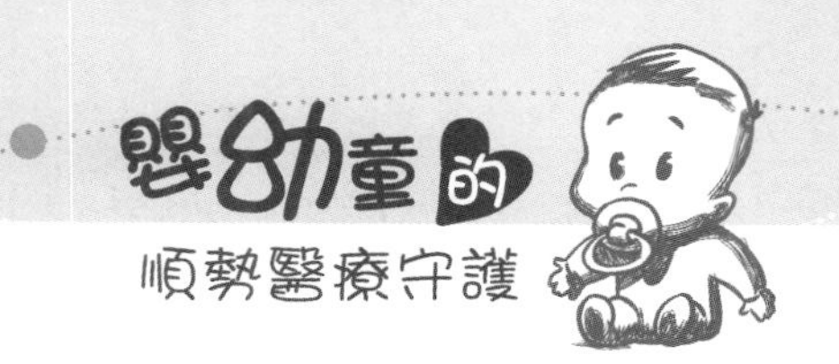

當症狀會因爲冷而加重、對觸碰敏感，且有煩躁易怒的性格，如果沒有其他特別的症狀指向其他用藥時，就給Hepar Sulphur。

需要此藥的孩子，不管是身體上還是心理上都是過度敏感的。對觸碰、聲音、疼痛、人們、周遭環境、甚至風都是極度敏感的。只是簡單梳個頭髮也會讓他頭痛。

他非常急躁：脾氣大、好爭吵、爲瑣事生氣、難以取悅、沒耐心、經常是匆匆忙忙的。對聽到噩耗和看到別人受苦也是非常敏感的。

「Hepar Sulphur狀態」通常有大量氣味難聞的分泌物，常是酸臭味的膿液、黏液和汗液，任何一個小切割傷都會發展成感染狀態，對觸碰和冷過度敏感。一般感冒和咳嗽會使胸腔產生許多黏液，使得呼吸有響聲。即使是輕微的勞動，也會大量流汗。

孩子非常怕冷，對冷極度敏感。很難保持溫暖，孩子生病的時候傾向待在家裡，因爲比較舒服。症狀在接觸冷空氣後開始，或是身體任一部位著涼後會使症狀惡化。對乾燥氣候也非常敏感，在潮溼氣候下會覺得比較舒服。

孩子覺得疼痛，像是枝條、魚骨頭或是有東西卡在喉嚨、耳朵和頭部。膿腫或是感染的切割傷口，對觸碰和冷都極度敏感。皮膚看起來不健康，有時是黃色的，孩子的淋巴結也是腫大的。

能因此藥獲益的病童，可能會噁心，但還是喜歡吃酸的食物，特別是醋和醃製品。也渴望吃辛辣的食物，討厭油膩的東西。他通常非常口渴。

給藥重點：用高勢能（200x或更高）的Hepar Sulphur可預防膿瘍的形成；一旦膿瘍形成，用低勢能（12x或更低）加速分泌物的排出。

特徵性症狀

- 在身體上和心理上都過度敏感和興奮
- 非常急躁、好爭吵、沒耐心

· 容易形成膿瘍
· 有撕裂痛
· 氣味難聞的分泌物和汗液

加重或緩解因子（modality）

加重因子：冷空氣；輕微的觸碰；患側臥位；風；清晨；傍晚；夜晚；冬天；乾燥的氣候；未蓋足夠的被子或是衣服穿不夠

緩解因子：溫暖；潮溼氣候；進食後；把頭包起來

主要適應症

膿腫、一般感冒、咳嗽、哮吼、耳痛、膿痂疹、喉炎、鼻竇炎、喉嚨痛、刺傷、牙痛

HYPERICUM

常見名：St. John's Wort（金絲桃、聖約翰草）

概述

英王喬治六世（1895–1952）相當醉心於順勢療法，十分推崇Hypericum治療損傷的功效，甚至命名他的愛駒爲Hypericum。法國人視它爲聖草，愛爾蘭人則稱它爲「瑪麗的榮耀」。Hypericum的名稱源於希臘，意思是「避邪」，相信這種草藥是被惡靈所厭惡的，只要一縷金絲桃就可以驅趕邪靈。

現代研究發現金絲桃有許多特點：它有抗病毒功效、殺菌作用，甚至有單胺氧化酶抑制作用（MAO inhibiting activity），是眾所皆知有治療憂鬱症的作用。雖然探討愛滋病的治療似乎超出這本書的範疇，但紐約大學和Weizmann機構的研究指出聖約翰草酊劑在對抗一些病毒上（包括愛滋病病毒）扮演了戲劇化的作用。

聖約翰草的酊劑呈現紅色，主要是因爲植物裡的紅色素hypericin（金絲桃素）所致。在《形象學說》（Doctrine of Signatures）這本書裡提及中世紀的人們相信植物的外觀可以展露其治療的本質，也就是紅色植物對於傷口復原是有益處的。十九世紀倍受敬重的植物學家Charles Millspaugh博士，記載了聖約翰草在美國內戰期間被大量用來治療傷口的價值，現代研究也證實了聖約翰草中的金絲桃素和其他抗菌素可預防傷口感染。

聖約翰草除了外用上的價值，內服其順勢劑量則可加速傷口癒合，特別對神經的傷害非常有幫助。

一般特性

Hypericum被稱爲是神經的Arnica，對神經損傷或是對富含神經的部位受損相當有療效。當你出現刺痛或是麻木時，這就是神經受損的症狀。

Hypericum對治療腳趾或手指碎裂、脊椎（特別是尾椎）或頭部受到撞擊相當有效；對於脊椎碰地摔傷、頭部受到撞擊、舌頭受傷後神經受損所出現的症狀也有療效。幻肢疼痛和頭部外傷後出現的痙攣也可以用金絲桃治療。

維吉尼亞州的一位牙醫兼順勢醫師Richard Fischer用Hypericum來治療孩童門牙損傷，根據他的經驗指出：「當門牙受損時，連帶有許多神經損傷，我發現此時用Hypericum治療的效果優於Arnica」。

它也可用來治療創傷後孩童出現記憶受損或是書寫出現錯誤的情況。

很多手術免不了傷及神經，在術前可先給予Hypericum 6c或是30c至少一次，並在術後再給。

除了有效治療神經損傷，金絲桃也有助於單純的指甲挫傷、刺痛和動物咬傷。對於穿刺傷的處理可以用金絲桃內服加上外用。

用金絲桃外敷在深部傷口上可以加速其癒合，Calendula對於表皮切割傷有效，而Hypericum則是對深部且較大的傷口有效，如槍傷。當Calandula已外敷在傷口上，可以同時服用Hypericum以緩和症狀。

給藥重點：當使用Hypericum酊劑前，請記得一定要將其用水稀釋，因爲金絲桃酊劑含65%酒精，應該用十份的水配上一份的金絲桃酊劑，否則孩子在用藥後反而會感到刺痛！

特徵性症狀

· 神經受損或是富含神經部位的損傷
· 刺痛或是受傷後的頭痛
· 術前和術後，當神經有可能受損的情況下
· 痔瘡出血

加重或緩解因子（modality）

加重因子：潮濕或寒冷的氣候；霧茫茫的天氣；暴風雨前；觸碰或移動
緩和因子：保持不動；將頭向後仰

主要適應症

背痛、生產時造成的創傷、昆蟲叮咬、瘀血、銳器傷、頭痛、頭部外

傷、手指或腳趾壓傷、手術、牙痛

IGNATIA

常見名：St. Ignatius Bean（呂宋豆）

概述

此藥是由中國的耶穌會士發現並命名的，當他們發現這個藥草具有強大的療癒作用後，便用他們耶穌會中一位聖人的名字來命名，稱之爲呂宋豆。因爲此藥毒性強，因此中國人、耶穌會士還有順勢醫師在使用它時僅用相當小的劑量。

呂宋豆跟Nux vomica這個植物一樣含有馬錢子鹼，鑑於呂宋豆對人類的神經系統有毒性，因此此物的順勢製劑可用來處理各種不同的神經症狀。基於人類的心理層面與神經系統有深層緊密的關係，所以此藥也有助於心理壓力所造成的疾病。

一般特性

對於因情緒危機產生的疾病，呂宋豆是最常被使用的藥物之一。孩童因悲傷、焦慮、憂鬱、特別是相當親近的人過世或離開，而造成多樣的身體症狀，在服用呂宋豆後，可以緩解不適。基本上此藥對於那些敏感的、緊張的、易興奮的孩童，多半是女孩較爲適用。（男孩常常是給Nux vomica較多，特別是當症狀符合此藥的描述時！）

一開始，那些需要呂宋豆治療的孩子並不懂怎麼表達她們的情緒，當她們受欺侮時，也不會反抗。她會將憤怒、悲傷、或是害怕的情緒往肚子裡吞，然後逃避畏縮，假裝一切都沒事。她也許不經意地顫抖展露內在的焦慮，常常唉聲嘆氣；最終，這些情緒會以歇斯底里或是極度憤怒的形式爆發出來。

這類型的孩子常會因爲瑣碎的事情而不開心，很容易被觸怒。她不是那種一直處在憤怒情緒中的人，也不是會以暴力行爲相向的人，她只是覺得被誤解，並拒絕憐憫，甚至對此生氣。

對於那些心理上或是肢體上受到凌虐的孩子，呂宋豆也是相當常見的用藥；飽受暴食症或是厭食症之苦的青春期孩子，可以使用此藥。那些神經緊繃和敏感的孩子在被訓斥之後也可以使用此藥；想家的時候，它也可以紓緩一下情緒。

需要呂宋豆治療的孩子她們的情緒常常是變化多端且相互矛盾的；歡笑和淚水交替出現或是夾雜在一起；這一分鐘她可能氣急敗壞，但下一分鐘她突然就覺得懊悔不已；現在她可能無理反抗，但過一下子卻又變得聽話乖巧。她們的循環系統較不穩定，你可以經常在他們臉上見到顏色的變化（臉色容易潮紅與煞白交替出現）。

順勢精神科醫師Edward C. Whitmont曾經說過：「這樣的病人處在精神緊繃的狀態，急迫地想從被禁錮的網裡掙脫、重獲自由」。這樣的人也被困在矛盾的身體症狀之間：對疼痛過度敏感，輕觸會使症狀變得更嚴重，但是強而有力的按撫卻能使之緩解；飢餓但卻不因爲進食改善；喉嚨痛但卻會因爲吞食而緩解；頭痛，但彎腰可使症狀減輕。

孩子甚至可能出現矛盾的食慾：她排斥一般飲食、溫熱的食物和肉類，但對於異國美食和難以消化的食物卻異常喜愛。大一點的孩子可能會因爲喝了咖啡而躁動不安，但他們也有可能因爲喝了咖啡後而覺得平靜。有時候她們會很想吃冷食或是喝冷飲、吃麵包和酸的東西。經常對菸味敏感，感覺像是快窒息似的。

她的情緒就像是有東西卡在她的喉嚨裡使她難以表達出來。在吃完東西後，胃感覺也像是有包塊存在或是有下墜感。

顫抖、抽動、頭暈是孩子緊張情緒的形式表現。他對周遭的事物相當敏感，以至於容易被困在多樣複雜的情緒之中，因而經常失眠。

特徵性症狀

- 在悲傷、焦慮、憂鬱的情緒後生病
- 在被訓斥、經歷窘迫的情緒後生病
- 情緒不穩定
- 愛嘆氣、打哈欠
- 矛盾的症狀
- 感覺像是有東西卡在喉嚨或是胃裡

加重或緩解因子（modality）

加重因子：情緒低落；未宣洩出的悲傷；憂鬱；被壓抑的焦慮；聽到噩耗之後；失戀後；受風寒；吃甜食；喝咖啡；酒；抽菸；聞到強烈的味道；被安慰；被觸碰；月經前、月經中

緩解因子：溫暖；進食；改變姿勢；在痛處按壓；任何能讓孩子分心的活動

主要適應症

憤怒、焦慮、悲傷、頭痛、消化不良、失眠、喉嚨痛

IPECACUAHNA／Ipecac

常見名：Ipecac root（吐根）

概述

Ipecacuahna名稱源自於葡萄牙語，意爲「路旁會使人生病的植物」。如果在我們的語言中對所有植物都有這麼白話的描述，那不是很方便嗎？這個植物整株都是又苦又酸還有令人做嘔的味道，氣味更是刺鼻到令人想打噴嚏，對於敏感的人而言，有時甚至會引發氣喘發作。

吐根的毒性劑量對於消化道和呼吸道的粘膜有特別作用，會增加粘膜分泌，痙攣，並刺激大腦的嘔吐中樞。它也可以引起皮膚紅腫、產生水泡。

吐根在一般醫學中是相當重要的一個藥物，醫師常建議此藥爲家中必備的第一線用藥。因爲它可導致嘔吐，所以當人們不小心誤食了有毒物質，吐根就成了催吐的良藥，有時是可以救命的，此爲其重要價值。正因爲吐根會引起噁心、嘔吐，在順勢療法裡也就以此來以同治同。它也會引起皮膚的紅腫，所以當孩子發燒時臉部潮紅，給予Ipecac的順勢劑量，可緩解症狀。舌頭明顯地比正常時紅潤；如果有出血情況，顏色也會是鮮紅而非暗紅。

一般特性

疾病出現的第一個症狀是噁心，且不會因爲嘔吐過後而好轉，或是當嘔吐爲首要且持續的症狀時，一定要想到Ipecac。

吐根是治療噁心的用藥，不管有沒有出現嘔吐的症狀。如果嘔吐，孩子可能會以噴出食物或是乾嘔的形式呈現。常常在進食豬肉、小牛肉、糕餅類、冰淇淋或是甜食之後產生症狀。

儘管覺得噁心，孩子的舌頭往往是乾淨無苔的，不會覺得口渴。一般而言，會討厭食物，不只聞到味道討厭，光想就令他想嘔。尤其在臉上會冒冷汗。

那些需要Ipecac治療的嬰兒或是孩童，其唾液量會增加，所以他們會不斷的吞口水；嬰兒呈現的症狀往往是流口水。他們的喉嚨和氣管粘膜分泌物增多，以致於想咳嗽；這些孩子喜歡把他們的手指頭放進嘴裡。

孩子處在生病狀態時呈現的是無幽默感、沒耐心、躁動不安；這和Arsenicum（砷）所表現的程度不同。沒有什麼能取悅他們，他們會又叫又吼的直到得到他們想要的。不幸的是，並非每一次他們都知道自己想要什麼，之所以會吼叫，有可能只是因爲急躁不安。有時，往往在受委屈、經歷窘境或是壓抑憤怒後生病；孩子經常在被處罰後會需要此藥治療。

容易被噪音激惹，特別是音樂；睡得不安穩，常有生動鮮明的夢境；非常怕冷且容易覺得虛弱。

消化不良時的典型症狀是臉色慘白，和許多孩子在想吐的時候表現一樣（眼睛下沉、嘴巴微張）。

對那些經常流鼻血的孩子，特別是鼻血呈現鮮紅色時，吐根也是一個重要的藥物。

給藥重點：要完全治癒一個疾病，我們有時會在Ipecac之後給Arsenicum。之所以會給第二個藥物是因爲孩子的症狀有所改變，仍持續不舒服，更適合另一個藥物。

特徵性症狀

- 持續的噁心、嘔吐
- 分泌物增加、黏液增加
- 舌頭乾淨無舌苔

· 不口渴
· 出血

加重或緩解因子（modality）

加重因子：食物（特別是小牛肉或是豬肉）；移動；悶熱或是炎熱的氣候；冷

緩解因子：閉眼休息

主要適應症

氣喘、出血、咳嗽、腹瀉、頭痛、消化不良

KALI BICHROMICUM／Kali Bic

常見名：Potassium Bichromate（重鉻酸鉀）

概述

理論上，任何物質都可以成為順勢製劑，只要你知道過量時會出現什麼症狀即可；因此，順勢醫師不只利用植物、礦物、動物甚至各式各樣的化學物質作為取材。這些物質在順勢製劑與一般西藥裡的不同點，在於順勢醫師使用的是極微小且安全的劑量，並且開藥相當個別化，取決於個案的整體症狀表現。

重鉻酸鉀取自鉻鐵礦，常用於織布染料、木材著色劑、照片沖洗化學劑與電池中。它既是具腐蝕性的毒藥，也是具氧化能力的物質，不小心誤食會導致刺痛、發炎並產生濃稠且刺激性的分泌物。

一般特性

重鉻酸鉀可治療孩子鼻子、眼睛、喉嚨、胸部或是陰道所產生的濃稠分泌物。這些厚稠的黏液會黏在開口處，很難排出。如果生病的孩子有這樣的分泌物出現，往往就要使用重鉻酸鉀。

分泌物有時是綠色的，但最常見到的是黃色，孩子的皮膚可能會變黃，他的嘔吐物主要也是黃色。

他通常覺得病懨懨的，不想作任何心智和體力的活動；討厭認識新朋友，根本不喜歡和人接觸。吃東西總是慢而有氣無力，雖然他的噁心可以因爲進食而些許緩解，但整體而言，進食後感覺更糟。進食後他可能馬上會想拉肚子，而食物就像一整團的占據整個胃裡。喜歡喝酸的飲料，討厭肉類，會因爲喝咖啡而使症狀變得更糟糕（或是因爲哺乳的媽媽喝了咖啡後，而使孩子情況變糟）。

這些孩子的症狀呈遊走性和變化性；症狀可能在全身遊走，經常從一個很小的點，一個大拇指可覆蓋的範圍開始，到另一個點。症狀呈變化性的意思是譬如孩子的頭痛可能會消失，取而代之的是流鼻涕或是腹瀉。

孩子感覺冷想穿很多的衣服。症狀會因爲天冷、穿得少而加劇，也可能會因爲氣候改變（如天冷的環境到炎熱的環境）而生病。症狀可能在早晨和夜晚加劇，有時候症狀在半夜兩點最爲嚴重。

典型上，重鉻酸鉀適合那些髮色淺、胖胖的、圓滾滾的孩子和強壯的青少年，但是當關鍵症狀符合時，對於那些瘦小的孩子也有幫助。

特徵性症狀

- 黏稠的分泌物，通常是黃色的或是綠色的。
- 鼻根痛
- 具變化性和遊走性的疼痛

加重或緩解因子（modality）

加重因子：冷空氣；冷風；開放空間；潮溼的氣候；穿的少；觸碰；身體蜷縮；半夜兩點；從睡夢中被叫醒；秋天和春天

緩解因子：溫暖；移動；強而有力的按壓；夏天

主要適應症

過敏、一般感冒、咳嗽、哮吼、頭痛、喉炎、痲疹、鼻竇炎

LEDUM PALUSTRE／Ledum

常見名：Wild Rosemary、Marsh Tea（野生迷迭香、杜香、沼澤茶）

概述

野生迷迭香（與香料迷迭香不同種）已被沿用了好幾個世紀，瑞典人用他來刷洗牛隻和除蝨，它的枝條放在穀物中用以驅趕老鼠。瑞典人甚至把它加進啤酒中，以增加它的解毒效用。

它的葉子是窄而呈披針形的，植物最底端的葉子被柔軟的毛所披覆，使得植物能保存熱氣。這也解釋了它的名字，源自希臘字「ledos」，意思是「呢絨服裝」。

野生迷迭香是杜鵑花科，此科的植物自遠古以來就被人所熟識。生長在寒冷的北方，通常在潮溼的沼澤地區。它的花在冰冷環境中盛開，反應了它在順勢醫學裡的特性，就是需要Ledum治療的人們在冰敷或是冷的環境中，症狀會比較舒緩。不管是蚊蟲叮咬、動物咬傷、受傷發炎時，如果冰敷能緩解疼痛，那麼就可以考慮使用這個藥。

這個植物的花具有很強的氣味，因含有像樟腦那樣殺菌作用的物質——ledol（喇叭茶萜醇）。蜜蜂會被這個花所吸引，但並不會停留太久，因爲花有毒。（有趣的是，在順勢療法裡Ledum可以治療蜜蜂螫傷）

醫療價值上，它可以治療肌肉和結締組織的損傷或發炎，也可以緩解蚊蟲、動物叮咬的不適。

一般特性

對於針刺傷和叮咬傷，Ledum是首選的藥物。與順勢醫學的始祖Samuel Hahnemann同時代的Adolph Teste醫師曾這樣註記Ledum：它就像Arnica（山金車），因爲它作用在微血管，可以幫助治療瘀傷。對更小的微血管而言，它特別有效，因此在治療手腳的瘀傷時更凸顯其醫療價值。

Ledum是治療黑眼圈的最佳藥物，它可以治療各式各樣的瘀傷，特別是當Arnica已用過，但還未能有效緩解情況時。對於長時間的瘀青也有效，基本上，這些瘀傷的特性就是可藉由冰敷、冷浴而緩解。

對於蚊蟲、蜜蜂、蜘蛛和老鼠咬傷，ledum也是首選藥物。它可以幫助減緩搔癢和發炎。

雖然症狀會因爲熱而加劇，因爲冷而舒緩，需要Ledum治療的孩子卻會怕冷。Ledum有助於毒葛、橡樹或漆樹引起的皮膚紅疹，特別當症狀可以藉由冰敷緩解時。它也可以預防在接觸植物後紅疹的出現。美國順勢學院的前任主席Jacquelyn Wilson醫師曾講述一個故事：「一個四歲大的女童撿了一堆有毒橡樹的葉子，葉片是紅色的，很美，她把它們弄成一束花送給她媽媽，雖然在正常情況下他們對橡樹會過敏，但他們始終沒有出現紅疹，因爲他們馬上服用了Ledum 30c。」Ledum也可治療各式各樣的扭傷，有助於孩子經常扭傷的腳踝。

特徵性症狀

- 針刺傷
- 黑眼圈和瘀傷
- 叮咬傷
- 腳踝扭傷
- 可以藉由冰敷緩解的疼痛

加重或緩解因子（modality）

加重因子：熱；被窩的熱；穿太多；移動；夜晚
緩解因子：冷；冷敷；泡冷水澡；休息

主要適應症

昆蟲叮咬、瘀傷、眼傷。接觸毒葛、橡樹或漆樹。針刺傷、扭傷和拉傷

MAGNESIA PHOSPHORICA/ Mag Phos

常見名：*Phosphate of magnesium*（磷酸鎂）

概述

磷酸鎂是一種在血液、肌肉、大腦、脊髓、神經和牙齒的無機物質。是德國順勢醫師W.H.Schussler提出的十二種組織鹽（tissue salts）其中的一種（也稱爲細胞鹽cell salts）。Schussler醫師並以此發展出一套系統，運用這些組織鹽來處理人類各式各樣的疾病；他認爲疾病的產生是因爲這些組織鹽的不平衡所致，所以利用順勢療法的概念，將這些物質勢能化，便能解決這些不平衡。而今，我們已知人體內有數以萬計的生化過程在保持平衡並進行交互作用，不是只有區區十二種物質；儘管Schussler醫師提出的觀點較爲狹隘，順勢醫師發現在許多情況下，這些物質還是有其醫療上的價值。

磷酸鎂作用在神經和肌肉組織上，並能幫助治療神經痛和肌肉痙攣。

一般特性

磷酸鎂和Colocynthis是兩種治療絞痛、痙攣、抽筋的主要藥物，而這些症狀都能因熱敷、身體前屈、按壓而好轉。不難發現這兩種藥可以處理一些共同的症狀，因爲Colocynthis內含有磷酸鎂。

與那些氣急敗壞、躁動不安需要Colocynthis治療的孩子不同的地方是，磷酸鎂在這種情況下並不適用。需要磷酸鎂治療的孩子通常討厭再花腦力，喜歡安靜、溫暖、被衣物披覆和彎著腰。

溫暖的氣候、熱飲、熱敷、被窩的溫暖會讓症狀舒緩，接觸到冷空氣則會令他覺得更糟。磷酸鎂也是年輕少女腹部疼痛或是經前子宮絞痛的主要用藥。

磷酸鎂對於長時間寫字、演奏樂器或是勞力工作所造成的抽筋、僵硬和麻痺有用；這些痛可能是因爲長時間或過度使用特定肌肉所致。

需要磷酸鎂治療的孩子可能會出現抽筋、放射狀的疼痛，但很少會有灼熱痛；有時候，他們的疼痛會因爲接觸到冷空氣或是溼冷天氣而引發。疼痛來的快去的也快，但有可能嚴重到令他作嘔。

當孩子覺得腹部抽筋，可能會覺得肚子脹氣，但並不會因爲放屁而減輕症狀。正在長牙的嬰兒出現煩躁，而喝下溫熱的奶或熱敷可使症狀減輕，那麼也是磷酸鎂的適應症之一。

特徵性症狀

- 抽筋或絞痛可因熱敷、彎腰、按壓而好轉
- 絞痛會因爲冰敷或接觸到冷空氣而變得更糟

加重或緩解因子（modality）

加重因子：冷；冷風；冷水；乾冷；碰觸；移動；夜晚

緩解因子：溫暖；熱敷；按壓或搓揉；彎腰；休息

主要適應症

背痛、絞痛、長牙

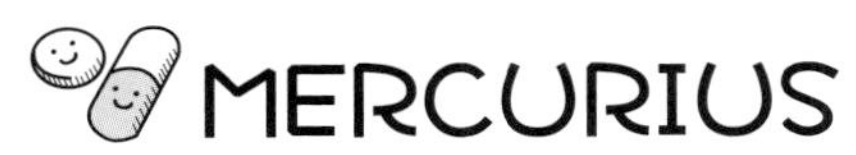

常見名：Mercury（汞，水銀）

概述

儘管長久以來汞被認爲是劇毒，但在十五世紀時它卻是相當受歡迎的藥物，因爲被用來治療梅毒而聞名。它也被用來當做通便藥和瀉藥，也就是可以刺激腸道並引發嘔吐，因此有助於身體排出廢物。汞也會使人產生大量的唾液，所以當汞被視爲治療梅毒的良藥時，曾有這麼一個說法：「流口水就有救了」（Salivation is salvation）。

然而汞中毒會產生許多嚴重的問題，可以致人於死，甚至比得梅毒死得更快。諷刺的是（但可預期到），過量的汞會引發潰瘍、下疳樣的症狀出現；以順勢醫師的觀點來解釋，之所以汞能暫時減輕梅毒症狀，正是因爲它同時也能引起梅毒的症狀。

汞是相當特殊的物質，在室溫時呈液態，很容易揮發。對溫度很敏感，所以作爲溫度計的材料。對於需要汞治療的孩子，他們也有個特點，就是對溫度極爲敏感。他們的症狀可能同時因爲冷、熱而惡化。

在羅馬神話裡，Mercury是上帝的信使，也許是巧合，順勢的汞製劑可以幫助人們溝通得更好：對於講話結巴或是講話過快、口齒不清的人，汞也是主要的治療藥物之一。

一般特性

汞可以處理急性症狀的嚴重期，包括腹瀉和喉嚨所產生的強烈疼痛，還有大量令人不舒服具燒灼感的血性分泌物。對於耳朵有慢性感染的孩子而言，它也是最爲常用的藥物。

對溫度的冷、熱高度敏感者，是需要汞治療的一個特性。孩子怕冷，但反而會因爲待在溫暖的房間或是待在被窩中而覺得更糟。他有時覺得冷，有時覺得熱，有時冷熱交替，有時會因爲氣候的改變而使症狀加劇。他很怕冷，哪怕只是觸碰到一些冷的東西而已；開放空間或是冷風會令他覺得刺骨，之後全身會隨即產生一股熱流。

需要汞治療時最常見的症狀是大量流口水。口水多到會弄溼枕頭，或被自己的口水嗆到，儘管如此，他還是會覺得喉嚨乾；雖然嘴巴是濕潤的，但是口渴至極，想喝冷飲，特別是牛奶或是汽水。常覺得肚子餓，怎麼吃都吃不飽，雖然他也有可能厭惡各種食物。如果肚子餓，他通常不會想要吃肉，生病的時候，他也不會想要甜品。會很想吃奶油，但光想就開始噁心了。

孩子不只會大量流口水，有時也很會流汗；通常是令人不舒服、油膩膩的汗。雖然大多數的孩子在流汗之後會覺得好過一些，但是需要汞治療的孩子並非如此；事實上，在大量流汗之後，他反而會覺得筋疲力竭。他的分泌物是有味道的；且還有口臭。

雖然孩子很容易累，他還是躁動不安、難以靜下心來。他的心智薄弱、難以專心、容易發脾氣、覺得沮喪。身體也是虛弱的；尤其是手，只出一點點力就開始顫抖；即使只是伸伸舌頭也會覺得虛弱。

基本上，需要汞治療的孩子感冒時受累的部位會是在喉嚨；在發炎狀況的嚴重期，會出現淋巴節腫大。他的舌頭蒼白、軟塌無力，可能有齒印。

症狀在夜晚時較爲嚴重，當孩子右側躺時症狀會加劇。

特徵性症狀

- 在極端氣候下症狀會變糟
- 症狀在夜晚或是潮濕的氣候下會變糟

· 有大量、令人不舒服的燒灼性分泌物
· 大量流口水
· 大量且持續的流汗

加重或緩解因子（modality）

加重因子：極端氣候；氣候改變；開放空間；傍晚和夜晚；觸碰或受壓；進食後；流汗時或是流汗後；勞力之後

緩解因子：白天；休息；在高處

主要適應症

口瘡、皰疹、結膜炎、腹瀉、耳痛、食物中毒、肝炎、腮腺炎、喉嚨痛、鵝口瘡、牙痛

NUX VOMICA

常見名：Poison nut（馬錢子）

概述

馬錢子是屬於長青植物馬錢子科，與呂宋豆（Ignatia）所屬的科別類似，順勢醫師利用的是這種樹的果實，它就像呂宋豆一樣含有馬錢子鹼；一種對於神經系統有強大作用的有毒鹼。除了貓和蝸牛外，它幾乎對所有的動物和鳥類來說都是有毒的。它可以使神經系統和各種感覺在一開始的時候過

度興奮，造成肌肉痙攣，隨即而來的是筋疲力竭和癱瘓感。

這個植物的樹幹是彎曲的，有著不規則、雜亂的分枝，它的花在寒冷的季節綻放，散發著令人不悅的味道；這特質剛好與在溫暖季節開花的植物、有著令人愉悅的氣味恰恰相反。

這種對立的特質也是需要馬錢子治療的孩子其中一個特徵。他們身體上和心理上都怕冷。他們難以相處、易怒、好爭吵。

順勢醫師發現雖然馬錢子和呂宋豆都可以用在兩種性別上，但是馬錢子處理男孩子的症狀多過於女孩，而呂宋豆則是相反。雖然如此，馬錢子仍可用於那種具有強勢的個性且有上述症狀的女孩。

一般特性

馬錢子是現代社會中的常用藥，因爲進食過量的油膩食物、酒精性飲料或藥物（包括母親在懷孕期間或是哺乳時的濫用）而生病，就可以用它來治療。孩子在生氣之後的控訴、來自家庭或學校的長期心理壓力或是未達成自己目標的失望所產生的怨懟，都是馬錢子治療的適應症。

需要馬錢子治療的孩子是過動且過度興奮的。女皇伊莉沙白二世的醫師Margery Blackie曾經描述那些需要Nux Vomica的孩子：經常在家或是公共場所亂發脾氣，會粗暴地推開任何想阻止他的人，他在叛逆下成長。當他到青少年階段，會成爲偷嚐菸酒禁果的第一人。

這種反抗，也展現了孩子的自信。他精力充沛，工作非常認眞且動作迅速，並期望他人也像他一樣投入。在和兄弟姊妹或是朋友相處的時候很強勢；有滿腔熱血但卻滿懷擔憂，常常精神緊繃且過度焦慮，很容易因爲微小的壓力、爭吵、小瑕疵和不耐煩而發脾氣。這樣的孩子會藉由要求他的病馬上要被醫好，而表達出急躁與不耐煩。

他是挑剔的，很要求規矩和準確性。即便是生病，也希望他的房間是整齊的，同時要精確的知道到底要吃幾顆糖球。

他高度警戒的神經系統讓他對觸碰、疼痛、噪音、氣味、音樂、食物和藥物很敏感。他很淺眠，對吵他起床的人很生氣。如果沒有得到充足的睡眠，會變得格外暴躁。

孩子很容易脹氣，常常在進食的一小時後覺得難受，尤其在吃過肉類、牛奶或是冷食之後；他也會出現其他症狀，包括頭痛和呼吸道問題。喜歡油膩和辛辣的食物。雖有便秘傾向，但卻常有無效的排便感；這與便秘的孩子沒有排便感是截然不同的。

孩子頭痛伴隨著噁心出現，對食物的厭惡可能也和孩子的便秘同時存在。頭痛在清晨和勞力過後變得嚴重，當孩子還躺在床上的時候，疼痛就開始了，會因爲彎腰、光線、噪音、曬太陽、移動、睜開眼睛或是咳嗽而變得更厲害。有時候溫暖、安靜、按撫額頭會使症狀減輕。

需要馬錢子治療的孩子，除了頭痛、消化不良或是情緒低落，還會在白天流很多鼻涕，在夜晚鼻塞。這些呼吸道症狀會因爲待在室內，特別是溫暖的房間而加劇；而待在開放空間則會減緩症狀。當接觸冷空氣或是穿得少時，症狀也會變得嚴重。他們對乾冷的氣候敏感，在濕度大的氣候下他們會覺得好過一點。

症狀在起床時、夜晚、半夜，尤其是清晨三點到四點時會比較嚴重。

他的肢體容易抽筋，肌肉也會出現抽動。

特徵性症狀

· 在過度進食、喝酒或是刺激性飲料後會覺得不舒服
· 在長期的心理和情緒壓力下會覺得不舒服
· 相當急躁
· 頻繁卻無效的排便感

加重或緩解因子（modality）

加重因子：過度進食（特別是油膩和辛辣的食物）；服藥後；長期的心理和情緒壓力；冷或是有風氣候；睡眠不夠或是熟睡中被叫醒；噪音；光線；觸碰

緩解因子：休息；未被打斷的睡眠；按撫；濕度大的氣候

主要適應症

過敏、憤怒、氣喘、背痛、絞痛、一般感冒、便秘、腹瀉、發燒、食物中毒、頭痛、肝炎、蕁麻疹、消化不良、失眠、精神緊張

PHOSPHORUS

常見名：Phosphorus（磷）

概述

磷在動、植物中都是一個相當重要的元素，它對細胞能量的產生、儲存及釋放是不可或缺的。此外，對骨骼和牙齒也是重要的營養素。

磷在食物中被廣泛的應用，特別是在蘇打水和食品添加物中，所以兒童缺少磷是非常少見的。若過度攝取這個礦物質，常見的問題是會干擾體內化學物質的平衡；舉例來說，過多的磷將導致身體排出過量的鈣。基於磷在許多生理作用中的重要性，和對其他礦物質的影響，在順勢醫學中它是一個相當普遍且重要的製劑。

我們都知道當磷接觸空氣後不需要熱就可以發光，需要磷治療的孩子就像磷光的特性一樣，能散發出外向的個性。如同火柴一般，能發光但很快就燒盡而變得筋疲力竭。

缺少磷的植物會出現瘦長的莖，和稀疏的根部。同樣的，需要磷治療的孩子也會是高瘦狀的，心理上飄忽不定，在他的世界裡迷失，難以完成目標，且容易疲倦。

一般特性

磷在處理急性和慢性病症中都是相當常用的順勢製劑。根據孩子整體的特徵表現而非單一的症狀用藥，成功機率高。

通常需要磷治療的孩子是外向的，甚至散發陽光般的微笑，他渾身是勁，很好相處且易於取悅；很喜歡作爲大家的焦點。容易受別人影響，特別是碰到自己或是周遭人的健康問題時，當別人擔心，他就變得擔心；當別人放心他也就跟著放心。

這樣的孩子富有同情心，需要陪伴、被重視、被愛護和贊同。也喜歡被按摩，除了感覺舒服外，他也享受按摩所帶來的愛護和被重視。

在《精神與物質》（*Psyche and Substance*）這本書裡，精神科醫師也是順勢醫師Edward C. Whitmont描述需要磷的人是這樣的：在順境的陽光下，他如同綻放的花朵般，充滿生氣，但在逆境的黑暗與冰冷中卻獨自凋萎。

除了情緒上易受影響外，這樣的孩子也容易被他自己的身體情況所左右。他對冷敏感（他可能會在受涼後馬上生病）；對溫度變化敏感（有時候他就像溫度計一樣）；對氣味敏感（對香水和菸味過度敏感），對光線敏感（眼睛可能會受傷），對聲音敏感（很容易受驚）。

基本上，這樣的孩子具有敏銳的感覺，他不僅看的、聽的、感覺的都比其他孩子多，而且有時候他是憑直覺，就能洞察千里、明察秋毫。

他有各種不同的害怕，怕黑、怕孤單、怕鬼、怕生病、怕打雷還有怕蜘蛛。在恐懼下，他有不祥的預感，認爲不好的事情即將發生。對如此能言善道的孩子而言，他能對自己的害怕侃侃而談，而且是用一種戲劇化的方式呈現。雖然他很容易就害怕，但只要被同情、受到注意，很快就能被安撫下來。在順勢療法裡，重視的是個別化的感受，所以這樣的孩子非常喜歡被順勢醫師問診。

恐懼通常發生在身體某處，經常出現在胃部，孩子可能因爲輕微的因素就拉肚子、發抖。因爲有各式各樣的恐懼，所以不喜歡一個人睡，特別是在生病的時候。若是不能和父母同睡，也會要求開盞夜燈。因爲容易受影響，所以睡前不要念鬼故事給孩子聽，也不要在睡前讓他看暴力和恐怖片。

這樣的孩子很容易分心，他的專注力短，很容易就對玩具感到厭倦，難以在學校專心。往好處想，其他吸引他注意的事物可以暫時減少他的恐懼。

孩子可能會變得煩躁、一直動來動去，很容易臉紅。雖然孩子怕冷，但是他在頭部、喉嚨、胸口或是腹部卻有灼熱痛。除了頭痛之外，大多數的症狀可以藉由熱敷而緩解。

儘管身體是冷的，他還是一直想喝冰品或吃冷食。他喜歡嚼冰塊和吃冰淇淋；也對鹽巴、辛辣的食物、甜點、巧克力、口香糖和冷牛奶有強烈的偏好；不喜歡蛋、麵包、魚、肉類、熱牛奶和茶，有時候也不喜歡甜點（除了冰淇淋外）。

需要磷治療的孩子經常生病，反覆感染，特別是感冒和咳嗽。老是流鼻血；儘管活力旺盛，但非常容易疲倦，通常在睡前會特別想吃東西。經常抱怨左側不舒服，左側睡也有困難。

特徵性症狀

· 有灼熱痛，熱敷好轉（除了頭痛外）
· 喜歡冷食或冰飲
· 喜歡陪伴和被同情
· 怕冷
· 非常容易受影響，對周遭環境敏感

加重或緩解因子（modality）

加重因子：冷（除了頭痛）；身體左側；左側躺；氣味；光線；觸碰；氣候瞬間改變；太陽下山時；黑暗；暴風雨來臨之前和發生暴風雨中

緩解因子：溫暖；進食；冷食或是冷飲；同情；按摩

主要適應症

焦慮、出血、咳嗽、哮吼、頭痛、肝炎、消化不良、喉炎、鼻血

PODOPHYLLUM

常見名：Podophyllum、May Apple（鬼臼果）

概述

鬼臼被美國的印地安人作爲驅蟲之用。在吃下有毒的東西時，它所做成的草藥可幫助人體排出有毒物質。不管用在何處，它都是具有腐蝕性和刺激性的。

這些特性引起許多醫生的注意；Podophyllin（鬼臼樹脂），一種鬼臼乾燥萃取物做的成藥，塗在疣上可使疣消失，這種腐蝕性的特質恰可用來作爲化學換膚。

順勢醫師實驗發現服用鬼臼的毒性劑量時，對肝臟有很大的影響；鬼臼腐蝕性的特質也會引起大量腹瀉。

一般特性

鬼臼是腹瀉最常見的用藥之一，特別當腹瀉是大量且有腐臭味時。腹瀉常在早上（清晨四點到十點）或是炎熱的夏季較爲厲害。它也適用於嬰兒長牙階段出現的腹瀉。

通常在食物中毒的時候，孩子的腹瀉呈噴射狀，同時肚子也會咕嚕咕嚕作響，有時他只是想排氣，有可能就已經瀉下了，孩子在噴出大量水樣便、這種無痛性腹瀉之後，馬上就虛脫了。

在排便之後，孩子會感覺肚子空空的，內臟器官都鬆軟軟的，肝臟可能會出現腫脹感、對觸碰敏感，但按撫之後舒緩很多。會頭痛，可能伴隨胸口燒灼感、噁心和嘔吐。腹瀉和便秘可能交替出現。

孩子會有口臭，舌頭上出現白苔，口腔有股怪味，雖然吃酸的食物會使症狀惡化，他還是想吃柑橘類的水果。他經常覺得口渴想喝冷飲。

鬼臼也是嬰兒腹瀉時的常用藥。他們通常有大量的綠色糞便，排便速度相當快，有時一下子就拉出尿布外。這些嬰兒會把頭轉來轉去，試著將上下牙齦咬在一起。他們煩躁不安、睡不安穩。

特徵性症狀

· 大量且難以停止的腹瀉
· 在清晨比較嚴重
· 炎熱的夏季比較嚴重
· 長牙的時候比較嚴重

加重或緩解因子（modality）

加重因子：清晨兩點到四點之間；炎熱的氣候；長牙時；柑桔類水果；牛奶；進食後；排便前、中、後

緩解因子：按撫肝臟部位；趴睡；夜晚

主要適應症

腹瀉

PULSATILLA

常見名：*Windflower*（白頭翁、風信子）

概述

白頭翁這個植物的特性與需要白頭翁治療的孩子在本質上是相似的。這種植物是群聚生長，不會落單；同樣地，這類的孩子討厭孤獨，並渴望有同伴在旁。它生長在乾旱沙地；同樣地，孩子很少喝水，好像都不會口渴似的。白頭翁的莖短而精緻，富有彈性，能在風中搖擺、彎曲，因爲它的花粉能藉由風力傳送，故此得名風信子；這樣的孩子是溫和、有禮貌的且易屈服的。就像風一樣，孩子在他所處的環境中能屈能伸，適應力佳，同時他也是變化多端且情緒化的。

沒有其他藥比白頭翁更常被用在嬰幼兒的急性症狀上，當你讀到這個植物的一般特性時，你會了解這類的孩子是什麼樣子，你可能也會從中發現孩提時的自己、兄弟姊妹或是朋友，有著白頭翁的特性。

一般特性

有很多白頭翁的適應症，都是適用於女性或小孩，很少被用在男性身上。因此白頭翁被稱爲順勢藥品裡的皇后。（硫磺Sulphur是國王）。

這種小孩情緒化且敏感。容易受傷、沮喪、易受影響、愛哭，容易被周遭的朋友和環境所左右。她可以爲任何理由哭泣，特別是當她受到批評、被處罰或被忽略。她從不啜泣，她的哭泣有種甜美無邪的特質，令人想擁抱她。她是情緒化的，可能這一刻她還在哭，下一刻就笑了。一旦孩子得到她想要的關注或是同情，她的痛馬上就消失而且遺忘。她可能會假裝生病以博取關注，或是退化學嬰兒講話和行為，以得到額外的照顧。她不斷地吸取情感，好像永遠都不滿足。

嬰兒想要甚至需要被抱住，只有被抱著的時候她才覺得滿足。她會在父母離開時哭泣，當她需要一個人睡小床而不是跟他父母睡時，她也會哭泣。

這樣的孩子害怕被遺棄，所以可能會變得很黏人。她常常會吃兄弟姐妹的醋，希望得到更多父母的關愛。跟其他類型孩子不同之處，就是她不會大發脾氣，雖然她持續黏人的個性顯示她固執的一面，但這也說明她的個性，就是希望得到她所期望的關注。她很少生氣，若是有也不會持續太久。

她總是想要取悅他人，認為這是得到注意和情感的手段。她也容易受影響，例如若在睡前跟她講鬼故事，她就難以入睡或是想睡卻不敢睡。不管是否被嚇著，她總希望睡覺的時候是開著燈的，有時晚上就在父母的床上睡著。她喜歡自怨自艾，反覆問自己：「為什麼這總是發生在我身上？」這樣的自我憐憫，也反映出她覺得自己不被愛。

她對重要或瑣碎的事情都難以作決定，若是別人不幫忙出主意，她經常就會作出無效的選擇：由於她的遲疑，使她的選擇往往失效。

她的身體症狀就像他情緒化和多變的特質一般；有遊走性疼痛，症狀多變化，而且疼痛會兩側交替。

她怕冷，但是卻不喜歡炎熱的天氣，事實上，在炎熱的氣候下，會變得了無生氣。她討厭溫暖的房間和濕度高的氣候。她也討厭蓋被子，雖然半夜可能會被冷醒卻常常踢被。喜歡開放空間和涼爽的感覺，但卻無法忍受寒風刺骨。有可能在受風寒後生病，特別是玩得大汗淋漓後。

當孩子在進食過量的油膩食物後，白頭翁是最常給的消化道症狀用藥。孩子往往在派對吃了過多的生日蛋糕，回家總是抱著肚子抱怨不舒服，以尋求同情。雖然喜歡吃冰淇淋、糕點、花生醬、甜食和油膩的食物，但這些食物卻是引起她消化不良或是其他問題的元兇。討厭溫熱的食物、水果、牛奶、奶油和肉類，特別是豬肉和香腸。即使發燒，也不覺得口渴，通常父母都要逼著喝水才行，因爲實在是喝太少了！

這類型的孩子常常感冒咳嗽，她的分泌物大多是呈黃色或綠色黏稠狀。鼻塞在夜晚和溫暖的房間較嚴重；躺平睡覺時，鼻子就塞住了，讓他不得不用嘴巴呼吸；就像孩子多變的情緒一樣，他的鼻塞也會兩側換來換去。

給藥重點：在孩子生病的時候，通常是根據他整體情況的特徵來考慮用藥，而非就單一、局部的症狀給藥。

特徵性症狀

· 情緒化、敏感的孩子希望被關愛
· 症狀在溫暖、空氣不流通的房間或是炎熱的氣候下變得嚴重。在流通的空氣或開放空間，可使症狀緩解
· 在進食油膩的食物後開始出現症狀
· 不口渴

加重或緩解因子（modality）

加重因子：熱；濕度高；溫暖的房間；受風寒；晚上或是上半夜；冰淇淋；糕點；油膩的食物；熱食或是熱飲

緩解因子：在開放空間；緩慢溫和的動作；冷食；冰敷；患側臥位

主要適應症

氣喘、尿床、絞痛、一般感冒、結膜炎、咳嗽、膀胱炎、腹瀉、耳痛、發燒、德國痲疹、悲傷、頭痛、蕁痲疹、膿痂疹、失眠、痲疹、腮腺炎、鼻竇炎、針眼

RHUS TOXICODENDRON／Rhus tox

常見名：Poison ivy（毒葛）

概述

毒葛和橡樹像是不安定的植物，在鄉間到處散布。它們不只在一處生長，而是越長越多、覆蓋更大的區域，他們會沿著地面、攀爬樹木或其他植物而上。需要毒葛的孩子也有類似的特質，不管在清醒或是睡眠時，總是焦躁不安、動來動去。

雖然這種植物會使大多數人在觸碰後產生刺激性皮疹而聞名，但是其他動物卻沒有如此的敏感性。馬、騾和山羊食用這植物，鳥類則享受它的漿果。

這植物特別之處就是它有一種Toxicodendric acid的活性物質，會刺激皮膚，在夜晚、潮濕或是多雲的氣候下和六、七月間作用更強。需要這順勢劑量的孩童，也具有這種特點，他們的症狀在夜間、寒冷、潮濕的天氣會明顯惡化。（雖然Rhus tox順勢藥取材自毒葛，但它能處理的症狀基本與毒橡樹或漆樹所引起的問題是相同的）

一般特性

毒橡樹和毒葛滿地遍野地散布，這種不安分的特質，對於那些需要毒葛治療的孩子而言，他們也是焦躁不安，難以保持不動。他們總是動來動去，尋找舒適的姿勢來舒緩症狀。

這類型的孩童為我們所知的，會有「生鏽閘門綜合症」（rusty-gate syndrome）；他們感到僵硬和疼痛，一開始運動時情況會惡化，但持續運動後會好轉，就好像持續運動使得身體的關節加了油而潤滑，使得他們不再那麼僵硬。然而最終孩子會坐下來休息，可是疼痛又會發作，「生鏽閘門綜合症」又在開始運動時再次發生。休息時不舒服，一開始運動則疼痛加劇，持續運動後舒緩，運動過度又覺得疲勞，休息又不舒服，這樣的循環反覆發生。

孩子非常怕冷，潮濕寒冷的天氣會使症狀加劇，甚至會在受寒或是受潮後生病，尤其發生於遊戲或勞累時，身體過熱之後。不蓋被或衣服穿得少，會使症狀變得嚴重，且通常在夜晚變得更糟。

因爲許多症狀在休息時或夜晚加劇，因此可想見他們的睡眠是躁動不安的，難以找到合適的姿勢入睡。睡覺時，他們會輾轉反側，因爲疼痛或是想上廁所而醒來。當他起床的時候，將再次經歷「生鏽閘門綜合症」。

因Rhus tox受益的孩子通常嘴唇乾裂，往往帶有皰疹水疱，即使冷飲有時讓他更覺寒冷，且加劇咳嗽，他仍想要喝冷飲，尤其在夜晚時。對牛奶有格外的偏好，但食慾並不怎麼好。

需要Rhus tox治療的孩子，在使用那些很久都沒動過的肌肉群後，會覺得僵硬，他們也可能在過度勞累之後生病。

特徵性症狀

- 症狀在休息時和動作起始時加劇
- 持續動作可緩解症狀
- 夜間及寒冷、潮濕的氣候會使症狀加劇
- 煩躁不安、輾轉反側

加重或緩解因子（modality）

加重因子：動作起始時；休息；寒冷；寒冷及潮溼的天氣；夜間；睡眠中；過度疲勞；觸摸；搔抓；沐浴

緩解因子：持續運動；蓋暖被、穿得暖暖的

主要適應症

背痛、水痘、皰疹、蕁麻疹、膿痂疹、流行性感冒、失眠、腮腺炎、接觸毒葛或橡樹、喉嚨痛、扭傷和拉傷

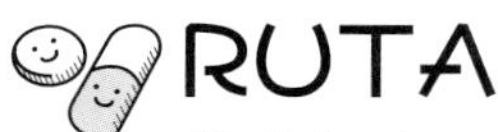

RUTA

常見名：Rue（芸香）

概述

芸香這個草藥在英國是最古老的栽培植物之一，在早期羅馬時代，武士若將他的刀劍尖端加熱，再噴上芸香汁液，戰士便可所向無敵。芸香在順勢醫學裡是很重要的創傷藥，這不禁讓人將此植物與羅馬神話產生聯想。

芸香與大蒜一樣，是最常用來對付邪魔的植物之一；同時也是人們用來防止瘟疫的草藥之一。人們相信它可以賦予人們預見力，雖然沒有科學依據證明它有恢復視力的能力，卻有無數的報告顯示它對眼睛有幫助。古代羅馬自然學家Pliny曾經報導，當時的畫家會規律服用芸香來保護工作上過度使用的雙眼；現在順勢醫師則會用芸香來治療因閱讀過多所造成的雙眼疲勞。

一般特性

芸香是針對骨膜損傷或是復原緩慢而留有硬塊的瘀傷最主要的藥物。此

種傷害多半發生在膝、小腿或是肘部。當傷害後產生結節腫塊（腱鞘瘤），一定要考慮使用芸香。這種腱鞘瘤通常發生在腕部。腕隧道症候群（Carpal tunnel syndrome），一種成團的帶狀組織發生在腕部的結締組織內，通常可用芸香治癒。由於孩童經常玩電腦遊戲或是使用電腦鍵盤，重複地使用腕部動作，使得腕隧道症候群在孩童間越來越普遍。

芸香也可用於關節手術前後，例如膝、肘、腕和牙齒關節。（雖然大多數人不認爲牙齒是關節，但解剖學家認爲它是屬於杵臼關節ball and socket joint）。芸香對於牙齒手術後的疼痛和加速復原上非常有效。

在維吉尼亞州的Annandale有一位牙醫Richard Fischer，重複觀察拔牙後芸香治療的效果。和Arnica一樣，芸香能很快減輕術後疼痛，Fischer醫師也注意到它有助於孩童在拉緊齒列矯正器上的橡皮筋後所產生的疼痛。

芸香和Rhus tox是扭傷最主要的兩種藥。芸香對膝、肘關節和周圍的組織創傷有特別的親和力。對反覆性網球肘和慢性膝關節損傷，它也是最常使用的藥物。

因爲肌肉過度使用造成的發炎狀態需要用到芸香來治療，特別是Arnica和Rhus tox沒效的時候。受傷部位摸起來會熱熱的。

給藥重點：Arnica和Ruta可以在術前和術後，一起或是分開使用。如果你選擇分開個別使用，就在術前和手術後馬上給Arnica；然後術後一到兩小時，視疼痛的程度給予芸香。疼痛越嚴重，就必須越早給藥；而且在術後的最初幾小時內，孩子的疼痛越嚴重，就必須讓他越頻繁地服藥。

特徵性症狀

- 骨膜損傷
- 膝、肘關節、牙齒的損傷或手術
- 肌腱和韌帶的損傷

加重或緩解因子（modality）

加重因子：患側臥位
緩解因子：溫暖

主要適應症

骨創傷、瘀傷、扭傷和拉傷、手術、牙痛

SILICEA

常見名：*Silica*、*Silicon dioxide*（矽、二氧化矽）

概述

矽是地球上次於氧最豐沛的元素，也稱為二氧化矽。自然界中，矽在石英、打火石、砂岩、細沙和其他許多的礦物質中都存在著。它是水泥和玻璃最主要的成分，也是牧草片和穀類莖中的成分，幫助他們直立不倒。

矽在人體中有相似的黏著力，生理學家認為矽應該是人體中主要的元素。雖然在人體中和其他元素比較起來，矽的含量相對的少，但在膠原蛋白和其他能幫助組織聚合在一起的物質中，矽的含量則是多的。動脈、肌腱、皮膚、結締組織、毛髮、指甲和眼睛都含有大量的矽。

不同型態的矽被用於現代科技中，如無線電或是收音機發射器、電腦晶片以及身體的植入器。矽與其他物質不易起反應的這種惰性，可用來作為防水劑；同時它抗熱、抗氧化的特性使它在現代的科技上有著無與倫比的價值。能由矽得利的孩子，如電腦晶片一般可以儲存資料，但他們卻缺乏自信；而矽可以作爲他們心理上的膠原蛋白，幫助他們站起來爲自己發聲。他們的惰性反映在生活上，對周遭的事物漠不關心，在自己的小圈圈裡過著滿足且單調的生活，好像世界是圍繞著他們在轉，與他們無關。

一般特性

這些嬰兒或是孩童症狀發展較慢，需要此藥物治療的時候，他們對於藥物的反應也一樣緩慢。

孩子在身體上和情緒上的反應也慢，在簡單的動作後就會累，甚至臉色發白。缺乏動力和鬥志，非常害羞，不敢嘗試新的事物因爲害怕失敗。雖然對自己的能力缺乏自信，但是他是聰明的；若他能完成工作的話，是可以把事情做得很好的。需要矽治療的孩子，就像牧草片少了矽而枯萎一般，無法挺身爲自己發聲，除非給他們許多鼓勵。

這樣的孩子很容易受驚嚇，也很容易因爲一點小事而生氣。有時候這些瑣碎的小事反而比大事情更令他們不快。舉例來說，他對針有恐懼，但卻有他的執著；雖然很怕針，但還是情不自禁地想把它們都找出來然後一個一個地數。

雖然他既非有攻擊性或是好爭論的，但卻是非常頑固。他可能正非常愉快地用他自己的方式做他想做的事。

就像孩子害羞的個性，他的排便也有同樣特質，欲排又止——部分排出但隨後又縮回直腸。甚至即使是軟便，也有可能便秘到無法排出糞便。在極端的病例中他甚至很難感覺到有便意。

孩子一般是怕冷的，臉色蒼白、有點出汗。外觀上典型是頭大、腹部凸出、身體小。頭和雙腳會流很多汗。

精力缺乏讓他非常怕冷，一部分的原因在於胃口不佳、食物消化不好。不可思議地，他卻喜歡吃些難以消化的食物，如泥土、沙礫或是毛髮。飢餓時，他喜歡吃冷食和冷飲，討厭吃溫熱的食物。對於牛奶，他不是喜歡就是厭惡；甚至母乳也會使他拉肚子或是絞痛。有時候，在注射疫苗後開始發病。

給藥重點：除了在治療刺傷時矽的起效快，一般而言，矽的作用相當緩慢。

特徵性症狀

· 缺乏身體的動力
· 自尊低
· 容易疲勞、易受驚嚇
· 胃口不好、食物消化也不好

加重或緩解因子（modality）

加重因子：寒冷；不蓋被或是衣服穿得少；注射疫苗後
緩解因子：被溫暖的包覆起來；熱敷

主要適應症

膿腫、便秘、腹瀉、鼻竇炎、刺傷

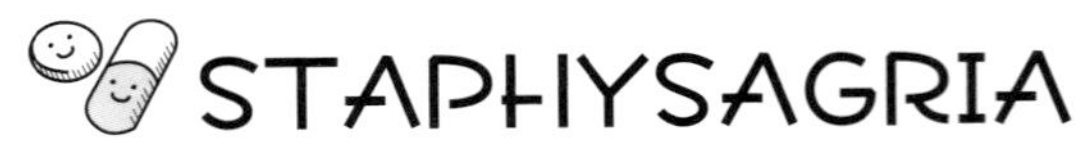

STAPHYSAGRIA

常見名：Stavesacre（飛燕草）

概述

飛燕草是種古老的草藥，一般作爲瀉劑和催吐用。這種草藥是有毒的，外用的酊劑曾被用來殺死蝨子，它的種子更具毒性，而Staphysagria就是由這種有毒的種子而來。

現在很常使用這種藥物來治療對於因性侵或被虐待所造成的症狀。

Staphysagria與Aconitum和Pulsatilla相同，都是屬於毛茛科植物。

一般特性

相較於身體問題，飛燕草較常被用來處理孩子的情緒問題，但像是割包皮、刀傷、捅傷、昆蟲叮咬、穿刺傷和手術切口這些所造成的身體傷害則是例外，都是飛燕草的適應症。

對於孩子壓抑自己的憤怒試圖強烈地控制自己的情緒時，飛燕草是主要的用藥。這樣的孩子總是靜靜地悶在那裡處理問題，但只能壓抑情緒一段時間，終究他的憤怒還是會爆發。他會顫抖、失聲、扔東西，會要求一些東西，但是一到手就馬上不要；很難集中注意力，筋疲力竭，但卻睡不著。即使是一點點的冒犯，他也極爲敏感。對他說的每個字，都被視爲有攻擊性。一旦他最終用某種方式把怒氣爆發或表達出來時，可是又覺得懊惱悔恨。這種類型的孩子一般會在壓抑憤怒或表達怒氣不久後開始生病。

《*Portraits of Homeopathic Medicines*》這本書的作者Catherine Coulter曾描述一個Staphysagria的孩子是如何適應他所經歷的種種冒犯：「用謙卑

來抵制他所受的羞辱，對冒犯他的人，他盡其所能地去安撫或是迎合；結果，可想見的，他被迫接受更多的侮辱和傷害。」

在那些被性侵或是被虐待的孩童身上，這種個性和反應是典型的。不管是否因爲受虐或是他們自己的興趣使然，這些孩子往往沉溺於跟性有關的事物。例如嬰幼兒，會時常觸摸自己的生殖器；並隨年齡的增長，他們會頻繁地手淫。

對飛燕草有反應的孩子，會在覺得難爲情之後生病。譬如，比他年幼的弟弟、妹妹或是朋友在比賽中打他；或是當他被侮辱但又頗爲高傲不去回應，他便會反覆思索這件事情。孩子抑制他的自尊，也同時壓抑他們自然的情感表達時，就會生病。孩子無法達到父母很高的期待時，他們也會因爲困窘難爲情而生病。

當孩子感到身體上疼痛，只要一碰觸，痛的地方就會明顯惡化。甚至非常輕微的觸碰也會加劇痛苦。

即使剛吃過飯，這種孩子也很容易飢餓，特別想吃麵包、牛奶、和流質食物。

飛燕草對各種穿刺傷如刀傷、昆蟲叮咬和螫傷、手術切口和割包皮都是主要的用藥。

特徵性症狀

· 壓抑憤怒後生病
· 被虐待或性侵後生病
· 困窘、難爲情之後生病
· 痛處輕觸就敏感

加重或緩解因子（modality）

加重因子：生氣；困窘、難爲情；壓抑的感覺；性侵或是受虐；輕觸或是輕壓；清晨

緩解因子：飯後；溫暖時；經過一夜的休息之後

主要適應症

憤怒、昆蟲叮咬、包皮手術、銳器傷、膀胱炎、悲傷、失眠、針刺傷、針眼、手術、牙痛

SULPHUR

常見名：Sulphur（硫磺）

概述

硫磺是一種已經使用了幾千年的古老藥物，可運用在各方面，處理無數的症狀。它可以外用和內服，人們也常在硫磺溫泉泡澡。

硫是細胞原生質裡的成分之一，所以它對身體的每個組織都有親和性。對於急性和慢性疾病，它既是成因，也可用來防治。

點燃時，硫會燃燒，產生獨特的酸臭雞蛋味。和磷不同的是，當磷被加熱的時候，會上升和發亮，而硫磺只會下降到地面。或許這也解釋了爲什麼需要磷的孩子總是天馬行空，而需要硫的人則是腳踏實地。

一般特性

對於慢性疾病，硫是相當常用的藥物。體質用藥方面（需要專業知識才能有效使用），它也是最常被開立的處方。雖然如此，對某些急性問題，它還是很有效的。如果能對屬於硫磺類型的孩子有一些關於體質特徵上的認識，將有助於我們在急性照護上更準確的用藥。

能因硫磺受到幫助的孩子，就如同噴發的火山一樣活躍；他們總能製造各式各樣的混亂。這類孩子隨時隨地都很活躍，很少能坐著不動，更從來不可能站著不動。他們充滿著強烈的好奇心，總是無畏懼地研究事務。他會爬上樹枝或家具，去看看他感興趣的事物，當家人去拜訪朋友時，不管是否被允許，他會在房子內、院子裡或附近徘徊遊蕩。他不按規則做事，因爲他認爲這些規則對他不適用。

這孩子是主要的混亂製造者，不在乎別人的持有物。經常將他的衣服、玩具散落在家裡或朋友家，他也不會隨手將牙膏的蓋子蓋上。他也是個蒐集家，不論是棒球卡、玩偶、昆蟲或書本。這種愛蒐集雜七雜八的個性，不會讓他扔掉老舊或破爛的衣服，因爲這些衣服有著珍貴的回憶。他總是髒兮兮的，而且不喜歡洗澡，但他不介意如此。嘴巴就像火山一樣，總愛吐出一些東西，很愛講話。

這類的孩子較爲自私，醉心於自己的世界而忽略別人的需要。他的自私從他對其持有物的態度來看非常清楚，在《*Portraits of Homeopathic Medicines*》這本書裡，作者Catherine Coulter是這樣描述的：「我的東西就是我的，你的東西歸誰，則是可以商量的！」

孩子擁有與生俱來過人的智力，能夠迅速感知並整合新的信息，而且他是個非常健談的人。喜歡有特質的事情和東西，喜歡創造自己的理論；不管他是否眞正具有權威，通常會挾著權威說話。他喜歡抽象思維的事情，並會問一些不可能回答的問題，如關於上帝、自然和永恆。他總是問「爲什麼」，他喜歡誇大事實的眞相，並非心懷不軌，主要是因爲他享受那種自以爲是的感覺；喜歡別人在他講精彩故事時對他的注意。

儘管他好動，但卻很懶惰。不喜歡做家事，不喜歡父母或任何人告訴他該怎麼做，因爲他覺得如果能放任不管他，讓他自己處理，可以做得更好。即使孩子承諾做一些事情，也會拖延。如果要他選擇的話，會選擇很晚睡覺，在臥室裡繼續玩，而且會偷偷進去廚房吃點心。

如同火山一樣，這些孩子是會發熱的，也會因爲熱而加劇不適，他們的症狀會因爲溫暖的天氣、溫暖的床、溫暖的房間和禦寒衣物（尤其是羊毛）而變得更加嚴重。不管有沒有發燒，他就是不喜歡穿很多衣服。雙腳在晚上特別覺得熱，要不露出床外或者乾脆將棉被拋開。他喜歡涼爽的天氣，但暴露在極端寒冷的狀況下卻會惡化症狀。

孩子漲紅的臉和黏膜包括紅唇、眼瞼邊緣發紅、鼻孔和耳朵發紅，顯示孩童處在發燒狀態。

爲了產生並保持一切熱度和活動，這類孩子胃口很大，除了早餐外。他渴望鹹的、油膩的、辛辣的食物（比薩是他的最愛之一）、尤其是甜食（特別是巧克力和冰淇淋）。與大多數孩童不同的是，這孩子會吃一些一般孩子拒絕吃的食物。他經常用手指吃東西，這非常貼近他本身亂七八糟的本質。他非常口渴，尤其想喝冰冷的蘇打水。他平時不喜歡牛奶，但如果他喝了，有時會變得非常煩躁或出現消化問題、腹瀉或頭痛。

孩子看起來髒兮兮的，皮膚乾且粗糙，儘管如此，他卻厭惡水和洗澡。也有令人不愉快的體臭和分泌物。

硫磺是治療徘徊不去的急性病症最有用的順勢藥物，如著涼、流行性感冒、咳嗽和耳部感染。

特徵性症狀

· 身體熱，但遇熱更會加劇其症狀
· 黏膜發紅，尤其是口唇
· 皮膚乾燥且髒兮兮的

加重或緩解因子（modality）

加重因子：熱；溫暖的房間；溫暖的床；極端冷；站立；沐浴
緩解因子：在開放空間中；冷空氣；搔抓

主要適應症

過敏、尿床、膿腫、發燒、頭痛、蕁麻疹、膿痂疹、麻疹、接觸毒葛和漆樹、喉嚨痛、針眼

SYMPHYTUM

常見名：*Comfrey*（紫草根）

概述

Symphytum這個字是由希臘字「Symphyo」而來，有連結、聚合之意。這個草藥的常見名為Comfrey，由con　firma這個字而來，意指骨頭的接合；幾世紀以來，人們就已經觀察到用這個草藥可有治癒作用。事實上，comfrey

在民間就稱為接骨草。

Comfrey含有豐富的鈣、磷、鉀、鐵、鎂和維生素B、C、E。依據同類法則（Law of similars），我們不知道為何富有鈣質的草藥所做成的順勢製劑對骨折有幫助。在建構強壯的骨架上，的確是需要鈣的。但是過多的鈣會造成骨頭脆弱，而順勢劑量的鈣反倒可以幫助強化它。

Comfrey還含有另一種化學物質尿囊素（allantoin），它可以促進新細胞的生長，事實上，許多藥局可以買到或處方用的皮膚乳液，多數含有此種成分。

一般特性

Symphytum是治療骨折最主要的藥物。若孩子骨折癒合緩慢，要考慮用Symphytum和Calcarea phosphorica。它也是骨膜受傷的藥物。

當孩子因鈍器損傷所造成的黑藍色瘀傷也非常有效。Symphytum主要用來治療皮膚沒有破損的傷害。

孩子眼部受傷而有黑眼圈，不論眼睛周圍組織或眼球本身受傷，Symphytum都是很有用的藥物。（若是眼球受傷，應尋求醫療幫助！）

特徵性症狀

- 鈍器造成的瘀傷
- 黑眼圈或受傷後產生的藍黑色印記
- 骨膜損傷
- 骨折

主要適應症

瘀傷、眼傷、骨折

Chapter 5

市售的順勢療法藥品

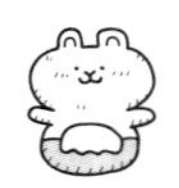

複方藥品

早期的順勢療法，順勢醫師已經結合了兩種或多種的順勢療法藥品，希望能藉由其中的單一成分，或是混合後的複方藥劑治癒某種特定的疾病。部分強調傳統順勢治療的醫師認爲這種複方用藥違反了順勢治療的精神：針對患者的特定症狀給予個人化的單方用藥。然而，由於這些合併的複方治療的確有效，因此許多人繼續使用這些複方用藥。

相較於順勢療法的單方藥品，許多社會大眾可能更熟悉這些順勢療法的複方用藥。因爲在市面上，這些複方藥品有更高的知名度。這些複方用藥盛行於歐洲，特別是德國，在美國的消費市場也很盛行。

一般來說會合併三至八種單方用藥成爲複方藥。其中的成分常是低強度的藥品（低於24x勢能），這些對於特定的症狀很有效。舉例來說，五種最常用來治療花粉熱（hay fever）的單一藥方可以合併用來治療不同嚴重程度的花粉熱患者。這些容易使用的複方用藥，比單方用藥更簡單，因此，就不需要針對每位患者特殊的狀況進行個人化的治療。同時，如同許多草藥專家建議特定的藥品組合可達到加成的效果，好的複方用藥也會因爲加成效果而對於特定的急性症狀更有效。

Steven Subotnick醫師，是位足部及外科醫師，他寫過許多關於運動醫學的書，包括：《運動及運動傷害：傳統、順勢及替代治療》。他使用順勢藥品治療各式的足部疾病，可幫助接受足部手術患者術後的復原。由於他常常進行足部手術，Subotnick醫師可藉此機會密切觀察使用單方治療及複方治療的效果。Subotnick醫師發現單用Arnica已經很好，但若同時給予Hypericum及Ruta時會更有效。他推論Arnica可以幫助病人從手術的壓力中復原，且可以加速軟組織的修復，而Hypericum可以幫助神經修復，最後Ruta可以幫助骨骼的傷害復原。合併使用的效果比他之前的單方治療更好。

Subotnick醫師自己調配他使用的複方，雖然他偶爾也使用市場上可買到，且包含前述三種成分的複方用藥。

Goldstrich Joe D.醫師，一位在美國德州達拉斯開業的順勢療法專家及心臟科醫師，對於合併的複方用藥有以下的評論：

作為一位典型的順勢療法醫師，我之前很輕視用複方藥治療。當我的行醫生涯漸長，我發現自己花了很多時間治療感冒；即使當我一開始就對症下藥，但症狀在幾天中變化很快，通常需要再更換藥物，甚至針對後來的症狀又要再次換藥。當我得到感冒時，我自己試著吃colds and flu（Longevity's）結果令人驚訝的好，只要一天半的時間就復原了。接著我在我兒子身上試驗，得到相同好的結果。接著我告訴我的另一個兒子當症狀初期時就用藥，結果他只吃一劑就完全痊癒。我很多的患者在家常備複方用藥，所以當他們有感冒初期的症狀時就可以開始自己用藥。這樣子棒極了，讓我的看診的工作輕鬆許多。

但是仍有一些強調傳統順勢療法的醫師不認爲複方用藥是眞的順勢療法。他們認爲使用這些合併治療並無法清楚知道究竟是哪一個成分最有效。再者，合併治療通常只能短暫的舒緩慢性的症狀，很少能治癒它們。舉例來說，對一個慢性反覆發作花粉熱的小孩用複方藥，只能讓他們的症狀短暫緩解，然而因爲對於花粉的過敏並沒有被治好，所以過敏的症狀通常會再發。然而，這樣的情形對於許多本書中描述的單方用藥亦然。成功治癒慢性疾病的關鍵是要有經驗且專業的順勢治療醫師，因爲他們清楚知道每一個單方藥物的效果，因此可以依序給藥並追蹤效果，且當症狀改善時也清楚知道停藥的時機。

即便知道合併治療的價值及方便性，但個別選取單一用藥的好處仍不應被低估。正確的選擇用藥可以完全治癒一個慢性病甚至是遺傳病，且提升個人整體的健康，使得患者更能抵抗生理或心理的壓力。

當你的小孩罹患慢性的症狀，然而你無法尋求專業的順勢療法，不知道該給哪一種順勢的單方用藥，或是你覺得已經給予正確的處方仍沒有效果，或是正確的單一處方無法馬上取得，這時複方治療常會有效。由於複方用藥比一般西藥安全得多，因此這些藥物應該常備在你的家用醫療箱中。

當你的小孩一有急性症狀時，很容易選到正確的複方藥。這些藥物都有清楚的標示適用的情形，例如長牙、絞痛、過敏及頭痛等。然而，這些複方藥的配方常會隨著藥廠而變，因此可能很難決定哪一個牌子的藥物較有效。這裡有幾個建議遵循的準則：

首先，可以選擇有信譽藥廠的藥品，或是選擇由某位知名專家建議的配方。再來，你自己對於此一複方藥物的使用經驗或是對於其中單一成分的瞭解可以更進一步支持該一藥品。最後，某些順勢醫學的課本（著名的《*Kent's Repertory and Boericke's Pocket Manual of Materia Medica with Repertory*》, the B.Jain edition）提供順勢藥品間的交互作用資訊也可做為參考。因為我們不應該選擇會產生交互作用或是彼此加成效果很差的藥。（列在上述教科書中會互相影響的藥品，則不建議同時或是先後使用）

我們建議你應該在府上的醫藥箱中準備這些順勢療法的複方用藥。這些藥物很容易開立處方、通常有效且較單方用藥更易在健康食品商店或是藥局中買到。然而，目前還是認為量身訂做的順勢用藥會比複方用藥的藥效更快、更持久且更深入。藉由瞭解單一治療及複方治療的價值，你可以從這兩種治療模式中選擇合適的用藥。

外用藥

大部分的順勢治療是以口服藥物為主，即使是皮膚的疾病也用內服藥物治療。這是因為順勢療法認為皮膚疾病的症狀反應出體內的問題，而皮膚只是此疾病的外部表現而已。

不過，使用順勢療法的外用藥也有其中的道理，例如可以治癒外傷、摩擦發炎、蚊蟲叮咬以及多種燒燙傷等等。這些順勢藥品可以加強體內的修復能力，預防可能的併發症。外用藥並不像其他口服藥一般會經由稀釋或濃縮的方式改變藥效，因爲這些外用藥品主要是草藥的成分，他們可以被當作順勢製劑或是草藥來使用。（但與草藥醫師不同處，順勢療法的醫師會依照特別的醫理，將草藥運用到不同的適應症。）

目前有好幾種外用藥的劑型，例如：酊劑、低或無酒精的藥水、軟膏、乳霜、凝膠、油劑、乳液及噴霧等。各種外用製劑都有他們的效果及限制。

一般建議最好使用一根乾淨的棉棒來擦這些外用藥。當使用棉花擦拭完傷口之後，避免將剩餘的藥劑滴回原來的瓶中，這樣可能會不小心把傷口中的細菌帶回藥瓶中。平常可以用手指塗抹藥物至傷口，不過在深的割傷或是嚴重的燒燙傷時，最好避免。如果非得必要的話，請記得要先洗手。

因爲這些外用藥物的處方並沒有經過勢能化處理，因此當需要使用解藥時，效果較在第二章中介紹的物質來得差。另外，外用藥並不需要依循常聽到的用藥規則：例如口服用藥前後15分鐘不可以飲水跟進食。

就如同許多傳統的外用藥一樣，許多外用藥品中包含很多不適合內服的成分，甚至有危險性。你也應特別注意這些外用藥需放置在嬰兒及小孩所拿不到的地方。

酊劑

酊劑是一種含有35–90%酒精的高酒精溶液。Arnica及Calendula酊劑都含有45%酒精，而Hypericum則含有65%酒精。酊劑是含有草藥萃取物的酒精溶液，使用酒精的目的是要萃取藥草中的成分，且提供溶液的保存。因爲酒精本身有殺菌的效果，因此酊劑可以對抗及預防感染。在開放性的傷口處理時最好使用酊劑殺菌。酊劑可以讓皮膚透氣，因此傷口不會過度潮濕，避免傷口成爲細菌再次繁殖感染的溫床。

因爲高濃度的酒精會導致傷口燒灼及刺痛感，因此使用於傷口前可以適度稀釋酊劑（酊劑與水的比例爲1:3～4），使用於深的傷口前，最好可以使用新煮過的水或是過濾過的無菌水（許多藥局中均有販售）來稀釋。一般來說，自來水或是瓶裝水可以用於常見的小割傷或是燙傷。雖然酊劑可以讓傷口透氣，其中高濃度的酒精常會使傷口乾燥。要避免這個問題就是不要太常使用酊劑，或是可以偶爾改用軟膏、噴霧、乳霜、凝膠或是油劑。

使用酊劑的另一個問題是他們很容易被水或汗洗掉。許多順勢療法藥廠都有製造單一處方的酊劑，而部分若是內服有毒性的酊劑，則必須由醫師才能開立處方。

低酒精溶液

一種常見的低酒精溶液，如succus含有15-20%的酒精。這些低酒精溶液的優點是可以直接用在淺傷口、擦傷或是燒燙傷。由於succus較不會使皮膚太過乾燥，因此可以更常使用。順勢療法的藥廠通常只在少數的藥品合成低酒精溶液的劑型，例如：Arnica、Calendula、Hypericum及Apis。其他外用藥方多半不常加入酒精，有時會做成凡士林製品或是植物油。

無酒精溶液

無酒精溶液可以不需稀釋而直接用在受傷的區域，通常只會造成輕微的刺痛感。不像酊劑，常常會讓皮膚太乾，無酒精溶液比較會潤溼皮膚，相對的就不易透氣。

部分公司提供由水及植物甘油（由椰子油製成）無酒精Calendula溶液。

這些溶液包含22% Calendula萃取物，這個濃度幾乎是酊劑或是低酒精溶液中的兩倍。因為無酒精溶液常不易保存，若是一年以上沒有用完的話，藥效可能會打折扣。這些溶液必須保存在涼爽、乾燥的地方，開封之後若無法在一年內用完，則要儲存在冰箱中（冰箱的溫度不要低於4℃ ）順勢療法藥廠常只製造少量的非酒精性溶液，如Arnica及Calendula。

軟膏

軟膏常會用凡士林製造。凡士林（或礦脂）是一種從地層中開採出來礦物油經純化後的石油衍生物。這製品可以幫助潤溼皮膚，且不易被洗掉。因為這樣的特性，因此對於必須常活動或浸水部位以及手部的傷口，軟膏非常好用。軟膏也能滋潤皮膚。他們很容易塗抹在患部，且換藥時可以再次塗抹上去。

當處理開放性或深的傷口時避免使用軟膏，因為會增加患部的濕度，導致易成為細菌滋生的溫床。我們可以在淺層傷口或是快癒合的傷口中使用軟膏。

我們通常在皮膚發炎時（如濕疹或是皰疹時）使用軟膏，雖然軟膏的使用不會治癒這些疾病，但是可以短暫舒緩症狀。

順勢療法公司常製造以下的軟膏：Aesculus、Apis、Arnica、Calendula、Graphites、Hamamelis、Hippozaenium、Hypericum、Ledum、Symphytum、Thuja、Urtica urens，以及治療痔瘡或是疣的複方用藥。

乳霜

乳霜的成分有許多組合，通常包含兩個主要的成分：油性及水性的成分。油性成分常包含凡士林、綿羊油（從羔羊毛製成）、蜂蠟、石蠟（可製成更濃厚的乳霜）或是乳化劑（一種脂肪酸）。水性的部分可以從蘆薈、甘油（由植物或動物脂肪製成的糖漿液體）或單純的水。

使用乳霜的好處是可以潤溼皮膚，且不像軟膏這麼濃厚，而可以讓皮膚透氣。當傷口旁的皮膚太乾燥時或是需要常常塗藥時最適合用乳霜。因爲乳霜常常比軟膏、油劑容易被洗掉，因此當傷口上的藥被擦掉或洗掉時需要再次塗上乳霜。

順勢療法公司只製造少量的乳霜，如Arnica、Calendula及Urtica urens。

凝膠

凝膠提供傷口涼涼的感覺，他們可以直接塗抹在傷口上，但偶爾會有刺痛感。凝膠很容易可以塗抹在皮膚上，只要一點凝膠就可以塗很大範圍，凝膠比較不油膩，因此較容易洗掉。凝膠容易在傷口周圍乾掉，因此若皮膚太乾的時候，要改用乳霜或軟膏。如同油劑一般，凝膠特別在動物上好用，因爲凝膠可以穿過毛髮進到皮膚。大部分的順勢療法公司只製造少數凝膠製品，如Arnica、Calendula及蚊蟲叮咬的複方藥品。

油劑

油劑通常由礦物油（石油製品）製成，也有從植物油中製成。它們可以直接塗抹在傷口上而不會有刺痛感。它們會潤溼皮膚，但因爲不透氣的緣故，因此要盡量避免用在深的傷口或是嚴重的燒燙傷。他們不易被洗掉，因此對於常要洗滌、浸水或是活動部位的傷口特別好用。很多按摩師都使用Arnica油做爲按摩的潤滑液。

要分清楚藥用的油劑與精油不同，因為精油是從植物製品中萃取出來的天然成分。

乳液

乳液是一種薄層的乳霜或是液體。它通常較乳霜或軟膏清爽，但比酊劑或是油更濃厚。乳液通常不太油膩，容易被洗掉，也容易塗抹。部分乳液含有濕潤皮膚的成分，如蘆薈、酪梨油或是杏核仁油。為了乳液品質的穩定，製造時常會加入天然或合成的乳化劑。還有其他種類的乳液含有液體的成分，他們混合了酊劑及異丙醇。這些乳液可以直接用在傷口上，它們很快乾，減少油膩感。使用時偶爾導致傷口的刺痛感。目前只有三種常用的順勢乳液：Arnica、Calendula及Hypericum。

噴霧

將順勢用藥以噴霧的方式給藥是一種新且有用的發明。噴霧瓶的設計非常好用，因為父母甚至小孩可以簡單的將噴霧噴在患部。噴霧瓶較其他給藥的劑型衛生，因為不需要使用棉花接觸藥瓶口。（當使用其他的外用給藥時，棉花棒有時會沾到瓶口，而不小心沾染前次棉花棒帶來的細菌。）

噴霧用藥的成分常是草藥的萃取物混合著甘油或是水。也可以是草藥的酊劑混合異丙醇。因為使用水或是甘油製造時不需要加入酒精當作保存劑，因此建議置放在陰涼的環境或是保存在冰箱中冷藏。

噴灑含有異丙醇的藥品在傷口上時會導致燒灼感，常使用噴霧時會導致皮膚乾燥，它們也很容易被洗掉。若是常要在割傷或是燙傷傷口上塗藥時，可以考慮將噴霧改為軟膏、乳液或是油劑，因為才可以保持患部皮膚的濕潤。最後，因為噴霧通常含有異丙醇，要小心不要讓小朋友誤食。

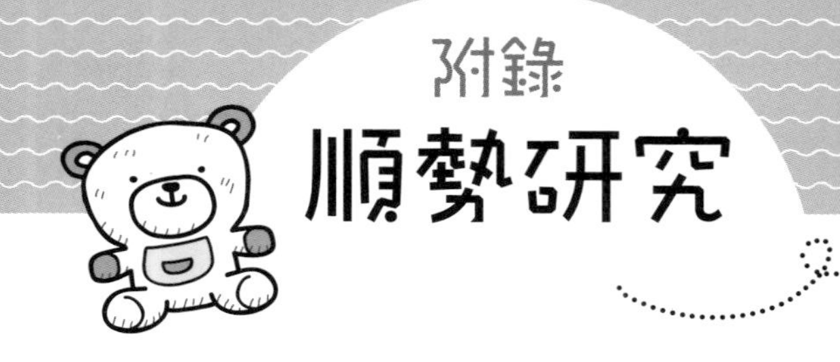

附錄 順勢研究

如果你已經買了這本書，你大概不需要再被說服關於順勢製劑的價值。然而，配偶、家長、親戚、鄰居或是醫生經常對這種特別的藥物心存懷疑。所以，至少簡單描述一下關於順勢製劑應用方面已發表的論文研究會有所幫助。讀者若對順勢研究感興趣，想知道更多的資訊，建議參考我之前出版的書——《發現順勢》[1]（Discovering Homeopathy!）

事實上，關於順勢療法有更多已發表的論文研究，比大部分人們所了解的還多。《英國醫學期刊》（The British Medical Journal）回顧了25年來關於順勢療法的臨床研究[2]，研究者描述107個管控的臨床試驗，有81個顯示順勢製劑的成功結果。在這107個研究中，其高品質的實驗裡，有顯著比例顯示順勢製劑的正面結論。

在這些回顧的研究裡，19個試驗中的13個顯示關於呼吸道感染的成功治療；7個試驗中的6個顯示在治療其他感染方面有正面結論；7個試驗中的5個顯示在消化問題方面有改善；有5個試驗顯示成功治療花粉熱；7個試驗中的5個顯示在腹部手術後復原迅速；6個試驗中的4個顯示在治療風濕性疾病上可以促進療效；20個試驗中的18個顯示在處理疼痛或是創傷上有所助益；10個試驗中的8個顯示在舒解心理問題有正向意義；15個試驗中的13個顯示在各式各樣的診斷中順勢製劑都有所幫助。

特別對於準媽媽，有研究指出順勢製劑可以減少生產的時間和生產的併發症[3]。有90個女性在她們懷孕的最後一個月，被測試了五種順勢製劑的復方組合（Caudophyllum、Arnica、Pulsatilla、Gelsemium、Cimicifuga），全都按5c的勢能給予。服用這些混合順勢製劑的女性，生產時間比服用安慰劑的對照組，足足少了百分之四十，且僅將近四分之一的人在生產出現併發症。

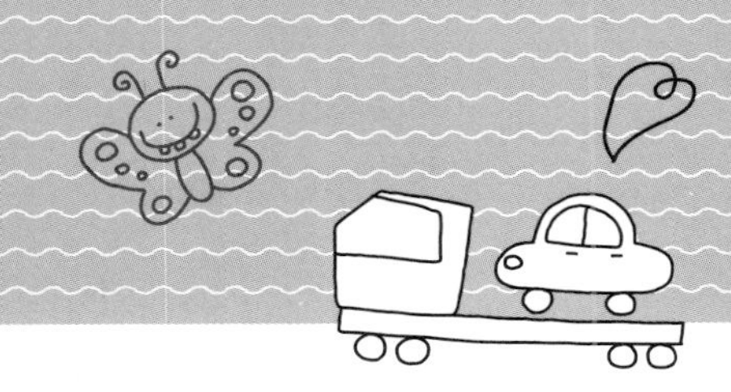

關於花粉熱的研究，比較了服用順勢製劑和使用安慰劑的病人，如果受試藥物作用不大時，允許他們使用抗組織胺[4]。順勢製劑是用12種不同的花粉混合而成，用30c的勢能給予。這篇研究被發表在《*The Lancet*》，顯示那些使用安慰劑後覺得需要再服用抗組織胺的人，是服用順勢製劑者的兩倍。

一項關於流行性感冒的研究有487個病人顯示順勢製劑Anas barbariae 200c是有效的；使用此順勢製劑的病人，其感冒症狀在48小時內完全緩解，與服用安慰劑的對照組比較起來，好轉病人數幾乎是對照組的兩倍[5]。這篇研究被發表在《英國臨床藥理學期刊》（*British Journal of Clinical Pharmacology*）而且受到《*The Lancet*》的特別推薦[6]。

一篇由Glasgow大學附設醫院執行且即將出版的研究顯示，順勢製劑可成功治療氣喘。鑑於此情況的嚴重性，越來越多的孩子死於氣喘發作，有些西藥又有潛在的危險性，所以值得去了解順勢製劑，它既安全又有效，可與西藥交替使用。

因爲順勢研究有限的經費，所以至今還未對每一個常見病進行順勢製劑的測試；但是這方面還是很令人期待。即使現在還未有針對你小孩特別病症方面正式的研究，並不代表順勢製劑在治療上就是無效的。只能說明目前還沒有標準化研究來檢視它。

然而，你可以確定的是，順勢醫生已經成功治療孩子每一個常見的健康問題。這不意味著順勢製劑可以治癒每一個孩子，而是說明當正確開立順勢製劑處方時，可以顯著改善孩子的健康狀況而且沒有副作用。

除了針對順勢製劑有許多臨床研究外，還有很多實驗正在進行。例如：有研究顯示順勢製劑可以刺激免疫系統的巨噬細胞（macrophages）[7]（一種會吞

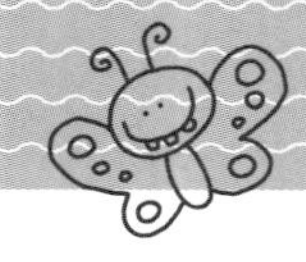

食導致疾病的微生物和外來物質的巨大細胞），測試的十個順勢製劑中，有八個具抗病毒反應[8]，砷的順勢劑量能夠刺激老鼠排出砷的中毒劑量[9]。

也有許多研究顯示順勢製劑是無效的；然而這些研究裡，每篇都存在實驗設計上的瑕疵。這些研究只有測試單一的順勢製劑是否對治療一個特殊的情況有效。雖然順勢醫生發現有些製劑在治療某些特殊情況時是有效的，然而大多時候，依據個人症狀的形態而將順勢製劑個別化才是重要的。

儘管有許許多多研究贊許順勢藥物的價值，但仍需要更多的研究來支持。令人沮喪的是，美國政府和其他許多國家不曾給予順勢醫學研究經費；大型醫療或是科學慈善機構對順勢醫學研究也不曾給予贊助。希望有更多的人能從順勢療法得到幫助，那麼公家或私人的贊助才會投入研究順勢藥物這個重要的領域。

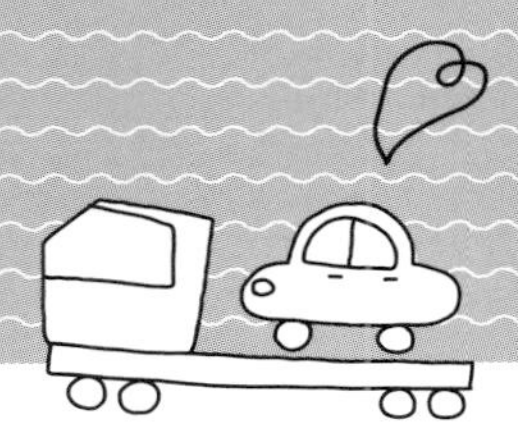

参考書目

1. Dana Ullman. Discovering Homeopathy: Medicine for the 21st Century. Berkeley: North Atlantic, 1991.

2. J. Kleijnen, P. Knipschild, and Gerben ter Riet. “Clinical Trials of Homeopathy.” British Medical Journal 302 (February 9, 1991) : 316-323.

3. P.dorfman, M. Lasserre, M. Tetau. “ Preparation a’ l’accouchement par homeopathie: Experimentation en double-insu versus placebo” [Preparation for Birth by Homeopathy: experimentation by Double-blind Placebo]. Cahiers de Biotherapie 94 (April 1987) : 77-81.

4. David Taylor Reilly, Morag A. Taylor, Charles McSharry, and Tom Aitchison. “Is Homeopahty a Placebo Response: Controlled Trial of Homeopathic Potency, with Pollen in Hayfever as Model.” Lancet (October 18, 1986) : 881-886.

5. J.P. Zmirou, D. D’Adhemar, D. and F. Balducci. “A Controlled Evaluation of a Homeopathic Preparation in the Treatment of Influenza-like Syndromes.” British Journal of Clinical Pharmacology 299 (1989): 365-366.

6.“Quadruple Blind.” Lancet (April 4, 1989) : 91.

7. Elizabeth Davenas, Bernard Poitevin, and Jacques Benveniste. “Effect on Mouse Peritoneal Macrophages of Orally Administered Very High Dilution of Silica.” European Journal of Pharmacology 135 (April 1987): 313-319.

8. L.M. Singh and G. Gupta. “Antiviral Efficacy of Homeopathic Drugs Against Animal Viruses.” British Homeopathic Journal 174 (July 1985): 168-174.

9. J.C. Cazin et al. “A Study of the Effect of Decimal and Centesimal Dilution of Arsenic on Retention and Mobilization of Arsenic in the Rat.” Human Toxicology (July 1987): 315-320.

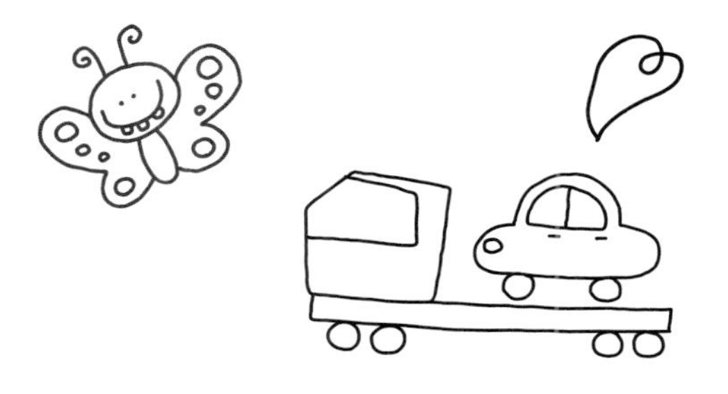

Note

Note

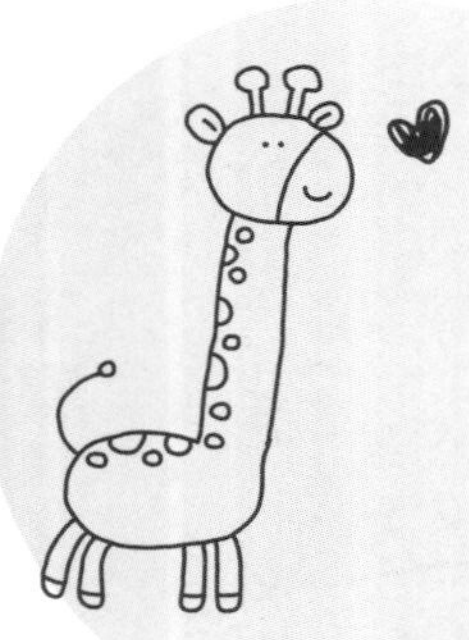

國家圖書館出版品預行編目資料

嬰幼童的順勢醫療守護／戴納厄爾曼著.李冠慧譯 --
初版.一臺北市：臺灣百醫能生技出版部，民102.05
面： 公分——（Homeopathy；3）
ISBN 978-986-85848-4-6（平裝）
1.順勢療法 2.小兒科
418.995 102004713

Homeopathy（3）

嬰幼童的順勢醫療守護

Homeopathic Medicine for Children and Infants

作　　者　戴納厄爾曼 Dana Ullman
譯　　者　李冠慧
發 行 人　楊景翔
出　　版　台灣百醫能生技有限公司 出版部
　　　　　台北市仁愛路三段25號7樓之1
　　　　　電郵：jason@bio-living.com
設計編印　白象文化事業有限公司
經銷代理　白象文化事業有限公司
　　　　　402台中市南區美村路二段392號
　　　　　出版、購書專線：（04）2265-2939
　　　　　傳真：（04）2265-1171
印　　刷　基盛印刷工場
初版一刷　2013年5月
初版二刷　2014年3月
初版三刷　2016年8月
初版四刷　2018年4月
初版五刷　2023年12月
定　　價　380元

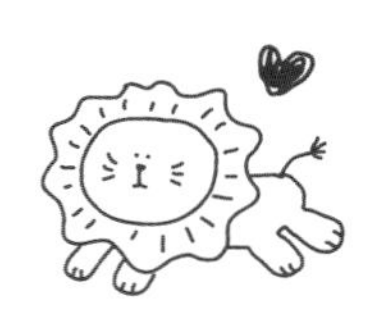

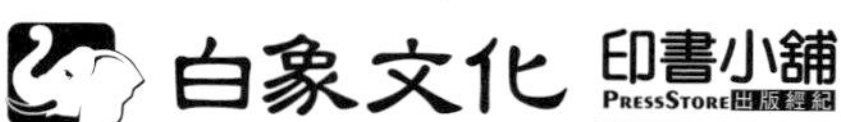